I0764928

AMA TU VIDA

1.000 consejos para una vida mejor!

Dr. Eduard Schellhammer

Todos los derechos reservados. Ninguna parte de esta publicación podrá ser reproducida, almacenada electrónicamente o transmitida de ninguna forma o medio, electrónica, mecánicamente, por fotocopia o almacenamiento, sin el permiso previo del editor y/o del autor. Derechos de autor: Queda prohibida la explotación comercial (copias, impresión y cualquier forma de reproducción electrónica y de otro tipo para la venta/distribución). La cita en el sentido habitual (autor, URL) es, por supuesto, permitida.

En caso de que se tomen precauciones, el editor y/o autor no se hace responsable de errores u omisiones, así como de los daños y perjuicios que puedan derivarse del uso de la información aquí proporcionada.

Edición revisada, 2022. Traducción de Love Your Life.
© Derechos de Autor. Dr. Eduard Schellhammer.
Todos los derechos reservados.

ISBN: 9798552618507

www.SchellhammerInstitute.com
www.SchellhammerBusinessSchool.com

Indice

Prefacio

Aprende a amar y ganar tu vida -
o perderás!

Vee los hechos que los políticos y líderes de todo el mundo
no te digan:

- Vivimos en un mundo donde cambios fundamentales están creciendo rápidamente.

- El mundo te trae desafíos inimaginables en 20-35 años.

- Cualquier cosa que parezca segura hoy será completamente incierta mañana.

- Todo el marco de vida en todo el mundo será diferente.

- Los grandes problemas de la humanidad crecerán dramáticamente.

- Los daños y la destrucción de la naturaleza afectarán a miles de millones de personas.

- La humanidad necesitará entre un 50 y un 65% más de recursos para la industria y la vida.

- La pobreza en los países industrializados afectará a la mitad de la población.

- Muchos deben enfrentarse a las peores condiciones para sobrevivir de alguna manera.

- Los jóvenes de hoy heredarán los daños de las causas actuales.

- Las personas de cuarenta años hoy tienen que esperar una "tercer edad" triste.
- Es probable que las personas de los años sesenta morirán de una manera indigna.

Quieres amor y felicidad. Quieres comida y todo lo que hace que la vida sea agradable. Quieres crear tu hogar. Quieres formar una familia. Quieres diversión y entretenimiento. Quieres una existencia financieramente estable. Quieres vivir tu "tercer edad" de una manera respetable. Quieres mantenerte saludable. Nunca quieres morir en un accidente o ser gravemente herido, o incluso ser discapacitado. Quieres trabajar y usar tu potencial para el trabajo y la vida. Sin duda quieres pasar buenas horas los fines de semana y, por supuesto, cada año vacaciones grandes. Nunca quieres guerra y terrorismo. Nunca quieres tener que sufrir de enfermedades causadas por la contaminación, conflictos interiores suprimidos, dolor o problemas no resueltos. Quieres vivirte auténticamente y crecer psicológicamente y espiritualmente como persona. Quieres encontrar tu cumplimiento verdadero.

¿Cómo puedes lograr todo esto ignorando el estado de la humanidad y la tierra? ¿Cómo puedes conseguir todo esto ignorando por completo tu ser interior? ¿Cómo consigues esto si no contribuyes vigorosamente con tu manera de vida, protegiendo drásticamente los recursos, el medio ambiente, el mundo de la naturaleza y los animales, así como el clima?

Eres la causa de los grandes problemas de la humanidad y de la tierra!!!!!!!! ¡Tú, junto con miles de millones de personas! Por lo tanto, tú y miles de millones de personas deben contribuir significativamente a prevenir el colapso de la humanidad y de la tierra en 20-35 años con una nueva manera de vida exitosa.

"Ama tu vida" te da 1000 consejos y toda la información necesaria cómo mejorar tu vida, crear una buena base para tu futuro y contribuir efectivamente a reducir los riesgos de colapso global. Sé inteligente, sabio, listo, flexible, responsable; y aprovecha de nuestros 1000 consejos e innumerables informaciones cómo hacer tu vida eficiente!

¡Tu futuro y el futuro de la humanidad y la tierra están en tus manos!

¡Puedes tener éxito con este libro!

Dr. Eduard Schellhammer

Capítulo 1:

Hay esperanza

Date una oportunidad ahora

Una vida sin amor y espíritu se caracteriza por el egocentrismo, el narcisismo, la vanidad, la arrogancia. Donde no hay amor es el vacío, la tristeza, el dolor, el rechazo de la vida, la codicia, la banalidad, el desequilibrio. Increíblemente peligroso para el individuo son: Torpeza, ingenuidad, ignorancia, ceguera y espectáculo de boca grande. Y con eso puedes tirar el espíritu en tu alma y nunca encontrarás el autocumplimiento.

¿Qué es el hombre sin amor y espíritu? Es un organismo biológico. No sé sorprendido si los líderes mundiales en política, militar, industria, comercio, economía, religiones y sectas también te consideran un organismo para criarte por sus intereses. Sé un esclavo mental. ¡O encuéntrate a ti mismo! Vive impulsado de pulsión, codificado por el inconsciente no elaborado, o con amor y espíritu. Vive mentiras de la vida. ¡O trabaja en tu autocumplimiento!

¿Qué es el hombre que no está en el camino del autoconocimiento y el autocumplimiento? Vive en el caos y en la inconsciencia. Nada puede estar más lejos del espíritu que un ser humano fuera del proceso del autocumplimineto. Sin espíritu, el camino es una aberración sin fin. ¡El mercado te ofrece 10.000 errores!

Quieres ser parte de eso:

- La mayoría de la gente se conoce a sí mismos en un nivel de 3-5%; evitando ver el resto.

- La mayoría de la gente no piensa en sus días de la mañana y en la red interna de su vida.

- La mayoría de la gente piensa que tiene toda la razón con su manera de pensar y juzgar.

- La mayoría de la gente no tiene presentimiento de su mundo interior inconsciente, su ser verdadero.

- La mayoría de la gente cree que lo que han aprendido es suficiente; pero eso es sólo terquedad ciega.

- La mayoría de la gente no puede distinguir entre apariencia cegadora y realidad.

- La mayoría de la gente quiere ser engañado espiritualmente, religiosamente, ideológicamente y esotéricamente.

- La mayoría de la gente no quiere aprender nada por el amor, el espíritu, la alegría, la felicidad, la paz y el equilibrio.

- La mayoría de la gente no tiene los conocimientos necesarios y capacidades para su autocumplimiento.

¡Nunca encontrarás tu felicidad y tu autocumplimiento sin amor y espíritu! ¡La humanidad y la tierra nunca tendrán un futuro sin amor y espíritu! Tienes opciones diferentes para ser conducido mentalmente, espiritualmente (o religiosamente) y ser un seguidor (secuaz):

- Sigue las enseñanzas y prácticas religiosas dogmáticas y fundamentalistas desde los tiempos antiguos.

- Sigue a los predicadores fanáticos, a los profetas autoproclamados o los espectáculos espirituales psicópatas.

- Sigue a maestros caprichosos o sectas espirituales, practica el estilo de vida de Nueva Era o cumple 1000 reglas.

- Sigue los anuncios manipuladores sobre el consumo, la diversión, el dinero, la competencia, el poder, el éxito, etc.

- Y con esto puedes tirar el espíritu interior en tu alma; y así nunca encontrarás tu cumplimiento!

¿O cuál podría ser tu camino? ¡Es tu individuación!

Sé siempre en procesos de cambio

Puedes desplegarte, renovarte a fondo y cambiarte en este sentido si quieres. ¡Haz algo para este objetivo!

15 tesis fundan la esperanza para una vida buena:

1. Puedes cambiar tus expectativas y adaptarlas a posibilidades realistas.

2. Puedes cambiar la imagen que tienes sobre ti mismo con la autopercepción.

3. Puedes realizar sus talentos y posibilidades conforme al entorno.

4. Puedes resolver conflictos contigo mismo, con tu conviviente y con la vida en general.

5. Puedes lograr una satisfacción mayor contigo mismo y con la vida por procesos de aprendizaje.

6. Puedes aclarar y resolver sentimientos y actitudes que obstruyen el cambio.

7. Tu sinceridad y honestidad hacia ti mismo afectan los procesos de cambio.

8. Puedes cambiar actitudes rígidas y convicciones de vida inadecuadas.

9. Puedes cambiar el egocentrismo, el narcisismo y el orgullo falso por autoreflexión.

10. Cuanto más puedes aceptarte a ti mismo, más lograrás cambios si quieres mejorarte.

11. Puedes cambiar ideales exagerados, ilusiones sobre ti mismo, sobre Dios y la vida.

12. Tu reflexión crítica sobre el contenido de la conciencia es el motor de cualquier cambio.

13. Puedes elaborar tu biografía y crear un cambio hacia la libertad y la autenticidad.

14. Puedes cambiar el comportamiento destructivo por la autoreflexión y la psicocatarsis.

15. También puedes elaborar las situaciones más difíciles y enrevesadas en el psíquico y en la vida.

Puedes cambiarte a ti mismo y tu vida por más autenticidad, más amor, más satisfacción y más felicidad. Pero también tienes que querer un poco y motivarte a hacerlo. Los objetivos buenos no se realizan automáticamente. Cambiar el propio ser humano y vida hacia cada vez más calidad lleva al mismo tiempo a un cumplimiento de vida verdadero. Todo el mundo puede activar la esperanza, la movilidad y la iniciativa.

Si no quieres cambiarte, estarás atrapado en el estancamiento y entonces caerás en la regresión!

Capítulo 2:

Ámate a ti mismo

Ama estar en esta tierra

No importa que seas rico o pobre, sano, enfermo o discapacitado, joven o viejo, estás en esta tierra. Tienes un alma y has venido a esta tierra para crecer, para descubrirte con tu ser más íntimo y tus potenciales (talentos), para desarrollar tus disposiciones, para usar tus capacidades, para realizar proyectos, para formar cultura y para descubrir el mundo de la naturaleza y los animales. Esto incluye: Divertirse, disfrutar del sexo, vivir la cultura, entender a los demás, aprender de los demás, compartir tu camino de vida y alegría de vida, y tus preocupaciones con los demás.

Amar estar en esta tierra significa:

- Aprecia tu ser físico, tu ser psíquico, tus talentos, tu carácter especial y tus potencialidades espirituales.
- Aprecia todo lo que la vida te ofrece para vivir y realizarte, incluyendo las cosas pequeñas que pueden darte alegría de vida.
- Aprecia todas las oportunidades de aprender para tu desarrollo, para tu trabajo, para el diseño de tu hogar, para vivir juntos con tu pareja, para la relación y la familia.
- Aprecia lo que la sociedad puede darte: Un marco para tu vida, infraestructuras, una identidad cultural y mucho más.

- Aprecia la historia de tu país y tu cultura, y en particular los innumerables esfuerzos todo tipo que pioneros han hecho a lo largo de los siglos para una vida mejor y más agradable.

Pero también aprende de la situación actual y del pasado obvio de tu país. ¡Aprende de los errores! ¡Aprende del lado oscuro de la vida y de la gente de ayer y de hoy! ¡Aprende por tu futuro!

Incluso si eres pobre y sin un centavo, puedes descubrir el mundo cerca de tu hábitat: Disfruta de parques, museos, monumentos históricos, un lago o el mar, paisajes, colinas y montañas. No importa si tienes que caminar a cualquier lugar, incluso si necesitas horas para llegar allí.

Si eres pobre, enfermo o discapacitado, e incapaz de explorar el mundo alrededor de donde vives, puedes formar tu hogar "tu mundo": Fórmalo más cómodo y más sano; organiza las cosas y mantiene todo limpio; pon muchas plantas en todas partes, incluso en tu balcón; si lo deseas, compra mascotas pequeñas como canarios, un acuario de peces, tortugas pequeñas o cualquier mascota medida. ¡Descubre el mundo con libros y DVDs! ¡Si puedes, ayuda a mejorar tu entorno (vecindario)! ¡Ayuda a otros a descubrir y mejorar su "mundo" personal! ¡No daña la tierra! ¡No contamina la tierra!

Los ricos, los pobres, los sanos, los enfermos y también los discapacitados, simplemente todos pueden encontrar y formar a su hábitat, para estar en esta tierra para la alegría. ¡Es un regalo estar en la tierra y nunca un castigo!

¿Qué haces con este regalo?

El amor es el pilar central de la vida humana

La mayoría de la gente omite rápidamente que el amor es mucho más que un sentimiento. El amor es un logro complejo. El amor sin razón (pensar) tiene pocas posibilidades de lograr algo sólido. El amor sin espíritu es sin estructura y no tiene profundidad interior. Quién quiere vivir con espíritu, tiene que aprender a interpretar sus sueños y meditar adecuadamente. Quién quiere amar, tiene que mirar en el mundo interior y exterior con concentración y claridad. El amor también presupone un acto de voluntad.

Quién vive el amor mira de cerca las necesidades interiores reales, sus acciones, su psicodinámica y todos los sentimientos. En el estado crudo, la fuerza del amor es arcaico, instintivo, nada más que un modelo fisiológico cerebral social.

El amor es una fuerza la vida creativa constructiva múltiple. El amor da sentido y valor a la vida. Hace la vida digna de vivir y rica. El amor es la clave de muchas situaciones aparentemente intratables. El amor respeta la vida de una manera múltiplemente equilibrada.

El amor actúa en direcciones diferentes: Para la propia vida psíquica, para la vida psíquica de la pareja, para la convivencia general, para el diseño del hábitat, para la vida política y económica, para el diseño cultural y para la vida religiosa (espiritual).

¿Cómo puedes amar a los demás, pero no a ti mismo?

¿Cómo es posible dedicarte por las necesidades de los demás si estás rechazando y reprimiendo muchas de tus propias necesidades básicas a diario?

¿Cómo puedes ignorar tus propios sentimientos, pero protegerlos y promoverlos amadamente a tus prójimos?

¿Cómo puedes expresar espíritu en la vida, pero ignorar tu espíritu interior?

¿Cómo puede ser posible amar a Dios pero no volverte a tu propio mundo interior psíquico?

¿Cómo puede una persona amar a Dios, glorificarle y realizarle en la vida, pero rechazar la propia vida psíquica-espiritual?

¿Cómo se enseña la verdad sin reconocer la vida real interior?

El amor respeta la vida múltiplemente equilibrada. El amor integra el mundo de los niños y los ancianos en la sociedad. Los enfermos y los discapacitados, así como aquellos que tienen habilidades limitadas, pueden descubrir el amor y aprender a vivirlo creativamente, como todos los demás en la sociedad. Con esta diversidad, el amor actúa en diferentes direcciones: Para la propia vida psíquica, para la vida psíquica de la pareja, para la vida social, para el hábitat, para la vida política y económica, para la vida cultural y para la vida religiosa (espiritual).

El amor es una fuerza creativa. El espíritu es el principio ordenando y controlando del amor. El amor es la esencia específica de la naturaleza humana: Como posibilidad, como logro y como forma de vida. Si este no puede ser el sentido más profundo de la vida, ¿qué más puede serlo?

El amor tiende a transformar todo lo que impide la integridad interior equilibrada. El amor tiende a disolver "complejos" en el inconsciente, a transformar las realidades externas pensando y a cuidar los sentimientos abiertos a la vida. El amor quiere afirmar su propio valor en la vida e insista a logros por sentido y valores que van más allá del marco de vida individual.

Transformar significa: Convertir las fuerzas psíquicas, adentrarse en los valores espirituales y anclar toda la vida externa en la vida psíquica-espiritual, reconocer y vivir el sentido y el valor en la vida. Esto es un "hacia la realidad propria de la vida humana". Requiere la formación de la vida psíquica. Incluye logros psíquicos como elaborar, reconciliar, y renunciar en favor de objetivos superiores en el contexto de la autorealización psíquica-espiritual.

El amor significa además que el propio ser holístico del individuo es reconocido y vivido interconectadamente en la comunidad humana. Sobrepasar la propia unidad también lleva al hábitat: Lo que es un ideal arquetípico dentro del ser humano debe recibir una expresión exterior.

Capacidades para amar son necesarias

Las capacidades para amar se expresan en:

- Cuidar interés activo en la vida psíquica-espiritual de las personas.

- Tomar la propia vida psíquica-espiritual en serio y formarla conscientemente.

- Apreciar, cuidar y formar creativamente la sensualidad propia.

- Valorar los recursos propios, usarlos para la vida psíquica-espiritual.

- Buscar los valores superiores del ser humano en los sueños y contemplaciones.

- Descubrir lo espiritual viviente en sí misma y en el otro (juntos).

- Ser atento a las fuerzas destructivas del inconsciente y del pensar.

- No reprimir la vida de pulsión, sino que vivirla, expresarla en maneras creativas.

- Respetar las necesidades sanas del cuerpo propio y cuidarlas conscientemente.

- Cuidar regularmente (activamente) la experiencia de naturaleza y apreciarla.

- Cuidar y proteger conscientemente los valores de la convivencia (familia, amigos).

El autoamor es el comienzo de cada amor.

Amar tiene que ver con tener interés, cuidar, dedicarse, promover, crecer, proteger y fortalecer. Mucha gente no lo hace ni en su vida psíquica ni en su vida real. La realidad nos muestra que el hombre realiza poco autoamor.

El amor tiene mucho que ver con la autenticidad y la veracidad, con la comprensión y la tolerancia para todas las dificultades humanas. La paciencia consigo mismo como expresión de amor propio es una concepción desconocida. Muchas personas confunden el egoísmo con el autoamor.

El egoísmo divide la vida psíquica holística. Lleva a la división interior y la falta de libertad interior. La destructividad es el efecto. El odio, la codicia y la envidia son las consecuencias. La negación de la vida psíquica lleva a la falta de respeto por el amor y lo espiritual. Esto significa que la persona egoísta ama poco la vida real.

Con el autoamor, el hombre es capaz de vivir el amor en la vida real. Puedes ver y promover en los demás solamente lo que ves en ti mismo y tomas en serio. Si reconoces tus propias necesidades y las cuidas con responsabilidad, también puedes integrar las necesidades de los demás. Si elaboras tus propios sueños, eres capaz de tener un interés en los sueños de los demás.

Si te formas en el proceso de crecimiento psíquico-espiritual, puedes promover el mismo proceso en los demás. Si te amas a ti mismo, amas a los demás de la misma manera: Con todo su organismo psíquico.

El amor aclara conscientemente, comprende el futuro más allá del placer rápido, entiende a las personas desde una vista equilibrada y completa, y también puede hacer algo por los demás y por los valores humanos. Así el amor propio se transforma en amor por otras personas. El amor también encuentra formas de expresión en el trato con la naturaleza, los bienes, los animales y las plantas.

- ¿Quieres ser amado?

- ¿Quieres amar?

- ¿Eres capaz de amar?

- ¿Cómo es la vida sin amor?

- ¿Como es el hombre que no es capaz de amar?

Expande y fortalece tus capacidades de amar aprendiendo y meditando el amor. ¡Y vive lo que aprendas sobre el amor!

Ámate con tu vida interior

Tal vez has experimentado mucho amor en tu infancia y en tu vida en general. ¡Entonces desarrolla este regalo, ámate a ti mismo y pasa este regalo a los demás! ¿No has experimentado ningún amor en tu vida? ¡Incluso si tus padres no te amaban, e incluso si tuvieras que experimentar la ausencia absoluta de amor, empieza a amarte a ti mismo! O quédate en la cama en casa y quéjate o llora hasta tu último día. ¡Lo que sería muy estúpido! ¿Qué te hace un ser humano? ¡Es tu psique, tu vida interior, tu alma!

El amor propio tiene muchos aspectos muy prácticos:

- Tienes sentimientos: ¡Entiende estos sentimientos y conviértelos en una fuerza constructiva para vivir y crecer! ¡Es estúpido y sin sentido dejarte ir con todos tus sentimientos (positivos, así como negativos)!

- Tienes necesidades psíquicas: Amor, comprensión, aceptación, promoción y apoyo, vivir una relación, experimentar intimidad, etc. ¡Comienza a aceptarte, entenderte y promocionarte!

- Tienes la capacidad de percibir; generalmente con sus 5 sentidos. ¡Identifica lo que percibes! ¡Interpreta y entiende lo que percibes! ¡Mira detrás de las fachadas! ¡Controla tu percepción!

- Tienes inteligencia y la capacidad de pensar: Si tu información (percepción) está equivocada, rudimentaria, unilateral, superficial o incluso una gran mentira, entonces el resultado de tu pensamiento es de la misma calidad. Piensa en entrelazamientos con cualidades y el tiempo (pasado-presente-futuro).

- Tienes una fuente interior de amor, la fuerza del amor: ¡Incluso si nunca has experimentado el amor verdadero, tienes esta fuente de amor en tu alma! ¡Busca y la encontrarás! ¡Conéctate con esta fuente de vida! ¡Y transforma esta fuerza en algo real en tu vida!

- Tienes energía vital: Todo el mundo irradia su energía psíquica, dependiendo de sus propias emociones, pensamientos, conflictos suprimidos y condición física. ¡Descubre tu energía y las disposiciones internas que las forman! Mejora el estado de energía y así hazte fuerte!

- Tienes una biografía personal: Todas las experiencias, especialmente las emocionales, están grabadas en tu inconsciente. ¡Estás programado por tus experiencias de vida! ¡Copias estos modelos! ¡Elabora cuidadosamente tus códigos y recrea todo lo que es necesario para una vida mejor!

- Tienes un espíritu interior: Este espíritu te da mensajes con sueños y en meditaciones. ¡Usa esta fuerza espiritual! ¡Aprende a interpretar tus sueños y meditar correctamente!

En la autoimagen, el hombre se da básicamente su valor propio por el exterior, según el zeitgeist: Dinero, bienes, prestigio, poder, estatus, ropa, consumo, etc. El autovalor no se basa en los potenciales propios, no en las posibilidades y capacidades, no en la creatividad, el pensamiento, la capacidad de amar, etc. Lleva necesariamente a la mentira de vida. Por lo tanto, la autoimagen suele ser engañosa.

¡Acepta lo que eres y también tus condiciones de vida! ¡No te deje paralizar, ni siquiera por las peores condiciones! ¡Pero analízate y entiende tus condiciones de vida!

El autoamor significa: ¡Revisa lo que no es efectivo! ¡Mejora lo que es débil! ¡Aprende de tus errores! Si no te amas a ti mismo, ¡comprende que eres sólo biomasa humana!

Capítulo 3:

Relación entre mujer y hombre

Todos mujeres y hombres son iguales

Todos mujeres y hombres tienen:

- Una vida psíquica consciente con contenidos sobre sí mismo y la vida.

- Una biografía única con experiencias variadas (buenas y malas).

- Sentimientos en toda diversidad positiva y negativa.

- Resistencia, mecanismos de defensa; y la capacidad de integrar realidades.

- La fuerza natural para amar a cierto nivel personal de madurez.

- Necesidades naturales, psicológicas, psicofísicos, sociales y espirituales.

- Talentos y potenciales, tal vez suprimidos e ignorados.

- Un "Yo" ("I") con un nivel específico de autoestima, confianza, control.

- Una autogestión formada o informada para todas las áreas de la vida.

- Una psique inconsciente, seguramente con conflictos y complejos suprimidos.

- Una autoidentidad sexual, integrando el instinto o reprimiéndolo.

- Una energía de vida dinámica, controlada o caótica / impredecible.

- Sueños (por la noche) que contienen mensajes: Exigiendo para el aprendizaje y el crecimiento.

- Un montón de imágenes contrastantes sobre el sexo opuesto.

- Poco o mucho conocimiento sobre la vida psíquica-espiritual interior y el ser.

- Un cierto nivel de desarrollo psíquico-espiritual.

- Un "superyó" con normas, leyes, actitudes, creencias y modelos de castigo.

- Una cierta manera y calidad de comunicación verbal y no verbal.

- Una manera única de tratar crisis y conflictos (a menudo no eficientemente).

- Modelos de reacción al estrés, a desacuerdos y malentendidos.

- Ciertos modelos de solución para situaciones críticas la vida, efectivas o no.

- Una expresión única en su totalidad y personalidad (naturaleza, carácter).

Ambas parejas tienen una vida psíquica compleja. La biografía de ambas contiene bastante desorden, no es elaborada y es fijada en muchas cosas. Ambas tienen hábitos, talentos y aversiones de muchos. Ambas tienen su propia relación corporal, una manera especial de experimentar alegría, una manera de nutrición, un estilo de vestirse, expresiones especiales de movimiento, un estilo de cuidado corporal, así como una relación propria con la naturaleza y los animales. Una variedad de actitudes, opiniones y valores forman una totalidad opuesta. Las maneras de sentimientos, la dinámica psicoenergética y los biorritmos también son diferentes.

Ambas parejas pueden estar en un estancamiento o en un desarrollo de sus potenciales. Ambas también tienen funciones psíquicas de forma inapropiada. Por último, hay diferencias naturales indelebles entre mujeres y hombres.

Si el ser humano no puede manejar todas estas realidades, o simplemente las ignora, entonces el programa de código se forma: Decepciones, disputas, conflictos y a menudo reacciones psico-somáticas.

La verdad sobre el mundo del amor

Cada mujer y cada hombre tiene diferentes cualidades psicológicas con muchos aspectos múltiples: La manera de pensar y expresar sentimientos, rasgos característicos, actitudes, valores espirituales, confiabilidad, honestidad, confianza, comportamiento moral, comunicación y comprensión, conocimiento y sabiduría sobre el amor y la vida; capacidad de expresar afecto y amor; disposición de recibir amor; capacidades de vivir una relación (p.ej. hacer compromisos) y superar la vida (p.ej. interpretaciones falsas; desacuerdos); expresión diversa de carácter; y un inconsciente (a menudo lleno de conflictos, traumas y complejos del pasado no resueltos). Todas estas realidades psicológicas actúan como programa de código en el inconsciente para la búsqueda de una pareja, para la vida del amor y de la relación.

¡En el mundo del amor hay mucha gente con cualidades muy bajas!

- La mayoría de la gente se conoce a un nivel de 3-5%. ¡A tal nivel, el amor y la relación nunca pueden alcanzar un gran éxito!
- La mayoría de la gente quiere amor, felicidad y una vida mejor. ¡Pero no quieren aprender nada! ¡No hay oportunidad de tener un gran éxito!
- Tasa de divorcio: 30-50%. Tasa de separación: 50-75%. Fracaso del amor cibernético: Hasta un 95%. Mejor aprende a lograr un gran éxito primero!

Las causas principales del fracaso son: Ignorancia, arrogancia, narcisismo, actitudes superficiales, terquedad, pereza, tosquedad, vanidad, pensamiento dogmático, negación de valores espirituales; demasiado focalizado en la apariencia y el placer barato y no lo suficiente en la vida interior; intentar crear una relación ilusoria armoniosa; repulsar a aprender sobre el amor y la vida; falta de conocimientos y habilidades para el amor y la relación; traumas no resueltos y graves conflictos interiores del pasado; atadura inconsciente a una ex pareja; negación de la importancia y preocupación del desarrollo personal; falta de interés en la autoreflexión contemplativa; falta de comprensión y comunicación; supresión de sentimientos y necesidades; no aceptar mutuamente las debilidades y necesidades sexuales. Nadie es perfecto.

No es necesario de estar libre de todo esto. Pero es absolutamente esencial aprender sobre todo, mejorar y fortalecer todo lo que es necesario, y crecer hacia una persona equilibrada.

No hay amor sin riesgos. No hay amor sin problemas. No hay amor sin desafíos críticos. El narcisismo excesivo es la enfermedad colectiva. Hay poca o ninguna capacidad de amor. El aburrimiento, la terquedad y el narcisismo son una causa principal del fracaso del amor. La incapacidad de entender la sexualidad como el hambre normal, y de vivir en consecuencia creativamente el sexo, es otra causa esencial del fracaso. La incapacidad de las mujeres para vivir el sexo con su pareja en una selección de lo que ofrece el comercio sexual, y la incapacidad de los hombres para dar signos de amor a su pareja diariamente y a menudo crear romance, ha hecho del comercio sexual a una super-industria natural. Pero el amor y el espíritu quedan en la estacada. Se resigna: ¡Una vida aburrida!

¡La interminable batalla de los sexos es la pelea más tonta de la historia! Algunos apartan la vista. Otros reprimen todo. Muchos están chapuceando algo. Y la mayoría evita la ayuda profesional porque el amor y el sexo no son realmente tan importantes para ellos.

Entender a tu pareja es difícil y requiere mucha comunicación. ¿Cómo quieres entender a tu pareja si no te entiendes a ti mismo? ¿Cómo quieres encontrar la pareja adecuada si no te preparas internamente? Hay muchas situaciones en la relación y en la convivencia que son de alguna manera "críticas". El amor no crece por sí mismo. La felicidad no viene "así". Tienes que aprender a vivir y cuidar el amor, el sexo y el romance correctamente. También tienes que adquirir conocimientos y habilidades si quieres aclarar y resolver una situación crítica sobre el amor y la relación de manera eficientemente, competentemente y equilibradamente.

Quieres ser feliz contigo mismo y con tu pareja. Finalmente quieres encontrar y vivir el gran amor en una relación de colaboración.

👍 El amor es una actividad creativa versátil de la vida. El amor tiene sentido, la calidad y el valor para vivir.

👍 El amor hace que la vida sea valiosa y rica para vivir. El amor es la clave de muchos problemas aparentemente intratables.

👍 El amor es mucho más que sentimiento sólo. El amor es un logro complejo. El amor verdadero es una rareza en esta tierra.

👍 El amor sin razón (pensar) tiene pocas posibilidades de lograr algo sólido.

👍 El amor sin espíritu no está estructurado y no tiene profundidad interior. ¿Cómo quieres vivir el amor sin meditar?

👍 El amor exige mirar en el mundo interior y exterior con concentración y claridad.

👍 El amor también presupone un acto de voluntad. Quién vive el amor, mira de cerca las necesidades interiores reales.

👍 El amor en estado crudo es arcaico, instintivo, nada más que un modelo fisiológico cerebral social.

👍 El amor es impotente e inestable cuando has los traumas suprimidos y los conflictos no resueltos en tu inconsciente.

👍 El amor actúa hacia tu propia vida psíquica, la vida psíquica de tu pareja y vivir juntos.

¿Cómo puedes amar a los demás cuando no te amas a ti mismo?
¿Cómo puedes amarte a ti mismo al ignorar tu ser interior?

La fuerza del amor

Una relación requiere autoeducación permanente si quieres dar una oportunidad al éxito. El hombre y la mujer deben encontrar y formar su identidad propia. Ambos pueden hacer este trabajo juntos. "Las reglas de oro de una relación constructiva" dan orientación. Crea una colaboración genuina entre un hombre y una mujer.

El amor es una fuerza creativa diversa de la vida. El amor da sentido y valor a la vida. El amor hace la vida valiosa y rica. El amor es la clave de muchas situaciones aparentemente intratables. El amor respeta la vida equilibrada múltiple. El amor actúa en muchas direcciones: Para la propia vida psíquica, para la vida psicológica de la pareja, para la convivencia, para el diseño del medio ambiente, para la vida política y económica, para la cultura y para la vida religiosa (espiritual).

La mayoría de la gente omite rápidamente que el amor es mucho más que un sentimiento. El amor es un logro complejo. El amor sin razón (pensar) tiene muy pocas posibilidades de convertirse en algo estable. El amor sin espíritu no es estructurado y no tiene raíces internas. Si quieres vivir con espíritu, debes aprender a interpretar tus sueños y meditar adecuadamente. Si quieres amar, también debes reconocer la vida interior y la realidad externa con concentración y claridad. El amor presupone un acto de voluntad. El amor exige mirar con precisión las necesidades interiores reales, las acciones propias, la psicodinámica y todos los sentimientos. En el estado crudo, el amor no es más que un modelo fisiológico social.

¿Cómo puedes amar a los demás, pero no a ti mismo? ¿Cómo es posible cuidar las necesidades de los demás, pero negar y suprimir las proprias necesidades básicas? ¿Cómo puedes subestimar tus propias necesidades, pero proteger y promover cuidadosamente los sentimientos de los demás? ¿Cómo puedes expresar "espíritu" en la vida pero ignorar tu propio espíritu interior? ¿Cómo puedes amar a Dios pero no volverte a tu vida interior? ¿Cómo puedes amar a Dios, honrarlo y darte cuenta de él en la vida, pero negar tu propia vida interior? ¿Cómo puedes enseñar la verdad, pero no reconocer tu propia verdad interior?

Por el autoamor, te vuelves capaz de amar en la vida real. Sólo puedes considerar y promover lo que reconoces y esfuerzas en ti mismo. Si reconoces tus propias necesidades, eres capaz de integrar las necesidades de los demás. Si elaboras tus propios sueños, también puedes desarrollar interés en los sueños de otras personas. Si te formas en el proceso de crecimiento psíquico-espiritual, puedes promover el mismo proceso en los demás. Si te amas a ti mismo, entonces puedes amar a tu pareja y a los demás de la misma manera: Con todo el organismo psíquico.

El amor aclara y reconoce el futuro más allá del placer a corto plazo. El amor entiende a las personas de todos los lados y de una manera equilibrada. El amor logra para los demás y para los valores humanos. Es la forma y manera en que el amor propio se convierte en amor por otras personas. El amor también encuentra una expresión en tratar con la naturaleza, los bienes, los animales y las plantas.

El amor respeta la vida de muchas maneras. El amor integra el mundo de los niños y los ancianos en la sociedad. Las personas enfermas y discapacitadas con capacidades limitadas pueden descubrir el amor y aprender a vivir el amor creativamente, por la vida psíquica de la pareja, por la vida social, por el hábitat, por la vida política y económica, y también por la vida cultural y religiosa.

El amor es una fuerza creativa. El espíritu es el principio ordenando y controlando del amor. El amor es lo específico de la naturaleza humana: Como potencial, como logro y como manera de vida. Si este no es el sentido más profundo de la vida, ¿qué puede serlo?

El amor tiende a transformar todo lo que dificulta una integridad interior equilibrada. El amor tiende a disolver "complejos" en el inconsciente, a implementar pensamientos en la vida real y a preocuparse abiertamente por los sentimientos. El amor quiere imponer sus valores propios, ser considerado como un marco para la vida y vivir como un sentido de vida individual.

Transformar significa: Reformar las fuerzas psíquicas, pretender los valores espirituales, vivir espiritualmente arraigados, respetar y vivir el sentido de vida y los valores interiores. Esto significa donación a la vida real del ser humano; y requiere la formación de las fuerzas psíquicas. Las expresiones de tales logros son: Elaborar la propria vida interior, la capacidad de reconciliar y renunciar a algo en interés de objetivos superiores del desarrollo psíquico-espiritual.

"Proceso trascendental" también significa: Entender el propio ser completo en la red de la humanidad (ver, cuidar, vivir). Ir más allá de la integridad propia, lleva el ser humano también al medio ambiente: Lo que el ser humano tiene dentro como un ideal arquetípico debe encontrar una expresión fuera en el mundo real.

Éxito en la búsqueda de pareja

Algunas sugerencias a considerar:

- Elija a una persona realmente buena para ti. ¡"Lo mejor" no existe!

- Tú decides con quién quieres iniciar una relación; con quien quieres casarte.

- No debes tener expectativas irreales; sólo lleva a conflictos graves.

- 10 similitudes cualitativas tienen un valor superior a cien pequeñas diferencias.

- Las diferencias culturales enriquecen una relación, la vida y la expresión del amor.

- Sé sensible a lo que hace infeliz a tu pareja.

- ¿Quieres a esta persona como pareja? ¡Entonces haz todo lo posible para amarla!

- ¡La comunicación abierta a diario en cada situación es la clave del éxito!

- Vivir y proteger los buenos valores humanos por encima de todo: ¡Amor y confianza!

- Cuidarse el uno al otro, apoyar, comprender y ayudar siempre que sea necesario es el amor.

- La cultura de tu pareja nunca es el centro de tu vida. ¡Tu ser interior es la fuente!

- Para ambos: ¡Haz feliz a tu pareja todos los días, - el uno al otro! ¡Es maravilloso!

- ¡Aprender el uno al otro y juntos forma la fuerza del amor!

El éxito en encontrar pareja depende de mucho más que de los sentimientos de amor y entusiasmo sobre tu pareja. Si el matrimonio es tu meta, entonces también se trata de compartir la existencia en la tierra. ¡Este es un proyecto de vida! También debes considerar que tú y tu pareja están creciendo psicológicamente y espiritualmente. Con los años, tu personalidad (y la personalidad de tu pareja) se expandirán y cambiarán.

A lo largo de tu vida, te enfrentarás a muchos desafíos con tu pareja. Es importante encontrar la pareja adecuada para un proyecto de vida de este tipo. Pero aún más importante es el modo en que ambos hablan entre sí y toman las cosas diarias en sus manos. Para tener éxito en los diversos desafíos que enfrentas, necesitas aprender mucho; p.ej.: La vida interior, muchas áreas de la vida, incluyendo asuntos monetarios, la educación de los niños, gestionar la vida familiar, equilibrar todos los intereses, cambios de situaciones laborales, etc.

Por eso la fundación del amor verdadero y la relación real en los primeros 2-3 años es una prioridad. Algunas actitudes son esenciales e indispensables para tener éxito: Honestidad, confianza, veracidad, comprensión, colaboración, transparencia completa, una sexualidad satisfactoria, y siempre una manera justa y abierta de hablar entre sí sobre todo. Ambas parejas deben contribuir a la fundación estable y segura a diario.

Puedes elegir la pareja adecuada y empezar con amor verdadero. Pero fracasarás si no aprendes nada sobre el amor, la relación, la sexualidad, la vida interior, el desarrollo personal, la vida familiar, el desarrollo y la educación de los niños, el manejo del dinero y los seguros (contratos en general) y la vida en su conjunto.

30 aspectos del acuerdo con una pareja

No digas a tu pareja: "¡Nunca trates de cambiarme!" Si tu pareja te dice, "¡No trates de cambiarme!", está equivocada y testaruda.

Vivir juntos siempre requiere aprender uno de otro y juntos, adaptarse al otro, encontrar compromisos e integrar las cualidades psicológicas del sexo opuesto. Aprender de los errores y mejorar los aspectos defectuosos (cualidades, comportamiento) es la clave del éxito. Equilibrar intereses y modos de vida significa aprender. Vivir juntos en el amor significa crecer juntos psicológicamente y espiritualmente.

En otras palabras: ¡Tú y tu pareja siempre están en un proceso de cambio en la relación! Si no quieres cambio (no quieres cambiarte), no quieres aprender y no quieres crecer: ¡Mejor que te quedes solo!

Responde a las siguientes declaraciones que son importantes para ti con algunas palabras clave:

1. No puedo vivir sin:
2. En mi vida nunca quiero tener, en términos generales:
3. Me gusta la gente que es:
4. No me gusta la gente que es:
5. La manera en que hago mis compras diarias/semanales es:

6. No me gusta cuando en mi baño y dormitorio es:

7. Si fuera un animal, me gustaría ser:

8. Mis 3 deseos más grandes para mi vida son:

9. Los 3 objetivos más grandes que quiero alcanzar en la vida son:

10. Mis 3 experiencias de vida peores son:

11. Mis 3 experiencias de vida más bellas son:

12. Mis temores de vida significativos son:

13. Mis puntos fuertes para formar relación y amor son:

14. Satisfacción sexual que quiero (importancia, duración, frecuencia):

15. Hacer el amor con mi pareja significa para mí:

16. Si hago el amor, realmente no me gusta:

17. En mi relación también quiero ser activo para mí en:

18. Para mi autorrealización propia en la relación necesito:

19. En un domingo soleado me gusta con mi pareja (3 ejemplos):

20. En un domingo lluvioso me gustaría con mi pareja (3 ejemplos):

21. Vivir el amor en la relación significa concretamente para mí:

22. En caso de malentendidos en la relación, reacciono:

23. Comunicación con mi pareja; importancia, estilo, crítico:

24. Pienso y siento sobre mi última relación y pareja:

25. El autoconocimiento y el desarrollo psíquico-espiritual significan para mí:

26. Soy muy flexible en la relación en los siguientes puntos:

27. Mi salud física es:

28. Mis reacciones psico-somáticas en situaciones estresantes son:

29. Mis fortalezas /debilidades mentales son:

30. Si conociera a Dios, le diría:

¡Pregunta a tu pareja o investiga a otra persona que conoces si estáis conforme!

Prepárate para el amor y la relación

Pregúntate si eres capaz de decirle a tu pareja: "Yo doy lo mejor para ti y nuestra convivencia; míralo como una garantía de mi psique y mi alma". Esta promesa incluye:

- entenderte en tus declaraciones verbales y no verbales,

- apoyarte,

- no explotar tus debilidades,

- encontrar compromisos,

- tratar constructivamente los desacuerdos y las disputas,

- ser un fuerte "hombro" para ti si es necesario,

- consolarte en momentos tristes,

- animarte y ayudarte en horas difíciles,

- satisfacer tus necesidades y deseos (placer) de una manera agradable,

- equilibrar mis intereses con tus intereses,

- respetar tus sentimientos y límites emocionales,

- aclarar malinterpretación y malentendidos,

- cuidarte y tu ser (psique, alma, corazón, placer, cuerpo, salud),

- promoverte en tu desarrollo psicológico y espiritual,

- respetar las normas de la colaboración,

- comunicar constructivamente,

- entender tus sueños, pensamientos y opiniones,

- discutir objetivamente con la información correcta,

- siempre prestarte la mayor atención,

- darte oportunidades para realizar tus talentos y autoexpresiones,

- elaborar con ti decisiones importantes de una manera democrática,

- nunca chantajearte ni obligarte contra tu alma,

- respetar tus cualidades como parte complementaria de mi ser (alma),

- estar contigo en los buenos y malos momentos,

- dar a nuestro amor la prioridad máxima, siempre cuidarlo bien.

Cualquiera que sea formada el carácter de tu mujer elegida (tu hombre elegido), y cualesquiera que sean las diferencias culturales que se manifiestan en la vida diaria, tu pareja es y tu eres un ser humano con funciones mentales y disposiciones, como todos tenemos. ¿Son formadas bien tus funciones y disposiciones para el amor, la relación y la vida?

El amor comienza con la devoción completa a la propia vida psíquica, para establecerla sobre todo. El autoamor genuino se manifiesta en aceptar, cuidar y crecer conscientemente con el espíritu interior y con responsabilidad. Esta ocupación consigo mismo lleva al ser humano a su unidad y totalidad, a la libertad interior. El autoamor promueve esta libertad. En primer lugar, la vida humana es siempre ser humano con energía de vida, sentimientos, pensamiento, necesidades, inteligencia, voluntad y el espíritu interior. Actuar es también una expresión de la vida. El amor es esencial en la acción diaria. El hombre, que se dirige a todas estas fuerzas proprias, las forma de una manera equilibrada, realiza la vida arraigada en ellas, se ama a sí mismo originalmente y de una manera evolutiva.

Ama bien a tu pareja

¡Es de valor enorme tener un mejor amigo, amante y pareja (hombre y mujer)! El potencial de gran desarrollo y de vida es multifacético. Pero ambos tienen que tener en cuenta varios hechos y demandas graves:

- ¡Entiende a tu pareja! Pero debes integrar y entender todo el mundo interior. Si ignoras tu vida interior, puedes amar a tu amigo, amante y pareja (hombre, mujer) solamente a la exclusión de la vida interior.

- ¡Un hombre siempre sigue siendo un hombre y una mujer siempre sigue siendo una mujer! El hombre y la mujer no son solamente físicamente diferentes. Hay muchas diferencias naturales en el mundo interior y sus expresiones que se complementan entre sí.

- Vivir una relación cooperativa tiene innumerables potenciales y hace la vida emocionante. Considera las reglas de la colaboración: Cooperación, igualdad en los procesos de tomar decisiones, comprensión, comunicación, etc.

- Participa pensamientos, sentimientos, deseos, apetencias, visiones y penas. Ambos pueden enriquecerse el uno al otro. Ambos pueden equilibrar pensamientos unilaterales y falsos. De esta manera, todo tipo de dificultades y conflictos se resuelven mucho mejor.

- Satisface las necesidades y deseos de tu pareja. Integra las diferencias reales y sé flexible. Ambos deben darse espacio el uno al otro para perseguir intereses individuales.

- Amar a una persona también incluye: Cuidar, apoyar, ayudar, respeto, compasión, actividades creativas comunes, promover intereses y capacidades.

- ¡Una relación siempre forma una biografía de relación! Depende de ambos cómo se desarrolle esta biografía. Y ambos deben saber: Uno puede destruir esta relación, incluso si la otra pareja hace un sinfín de esfuerzos para hacer la relación y el amor viables.

- No hay relación ni amor sin malentendidos, desacuerdos, conflictos, problemas, debilidades, errores, etc. ¡Aprende a tratar eficientemente estos asuntos!

- No hay personas sin debilidades, errores, problemas, conflictos, malos hábitos y fuerzas interiores no desarrolladas. ¡El amor incluye estas realidades!

- ¡Vivir juntos, compartir el ser y la vida es un proyecto de vida! Hombre y mujer están de acuerdo en compartir su existencia en esta tierra y hacen lo mejor para el crecimiento y una vida buena.

Compartir tu ser y tu vida con amor siempre incluye procesos de aprendizaje. ¡No querer aprender y no querer cambiar es terco e ineficiente! Es normal que algunas relaciones fracasen porque cada persona está en un desarrollo psíquico y espiritual. El principio superior de gestionar con éxito una relación y la vida es: Aprender de éxito y de fracaso, de la vida en general.

Casi todas las personas tienen un anhelo de pareja, quieren amar y ser amadas. La gente quiere armonía, felicidad, ternura, alegría, realización y paz en una relación. Pero el anhelo de amor, enamorarse, el erotismo y las experiencias lleno de ganas crea una enorme cantidad de ilusiones y esperanzas. Muchas relaciones fracasan debido a esta realidad.

Por eso:

Aprende de los hechos y las demandas que el amor y la relación nos imponen a todos.

Crea una vida de relación constructiva

❖ Ambos practican su autoconocimiento y autodevenir de forma continua, sistemática y exhaustiva a su manera. Ambos buscan a su manera realizar el ser humano evolutivo en sí mismo.

❖ Esfuerzos constantes por entenderte a ti mismo y a los demás, requiere la capacidad de comunicarse, escuchar y hablar.

❖ Ocúpate seriamente con tus propios sueños. Ambos se promueven en este esfuerzo. Porque la fuerza que crea los sueños (el espíritu en el alma) ya sabe lo que debe decir a los dos todos los días, para que la relación pueda crecer constructivamente y fortalecerse.

❖ Aceptar y afirmar la complejidad de la psique, presupone que ambos adquieran conocimientos prácticos, ocasionalmente asisten a cursos y seminarios.

❖ Descube constantemente de nuevo al otro, explícate y acepta el otro en el desarrollo permanente de su ser humano evolutivo - para toda la vida!

❖ Promuévete mutuamente en el desarrollo integral del ser hombre o ser mujer, teniendo en cuenta las imágenes del sexo opuesto interiores (el polo interior-psíquico del sexo opuesto, llamado anima o animus), que también deben ser (re-)formadas.

❖ Elabora juntos los valores básicos por la conversación, aclara las actitudes y creencias y, si es necesario, revísalos o armonizarlos.

❖ Entiende la autogestión como un asunto de pareja, es decir, elabora juntos las reglas para la convivencia concreta: Orden, puntualidad, trabajo doméstico, áreas de responsabilidad, tiempos para la conversación seria y relajación, listas para compras, tiempo libre y planes de vacaciones, etc.

❖ Crea un hogar donde ambos se sientan cómodos y cada uno tenga su rincón para leer, libros, papeleo, documentos administrativos, etc.

❖ La autoidentidad en relación con la pareja (el sexo opuesto) también se percata o se diferencia en la conversación.

❖ Mantiene contactos externos en el tiempo libre y, sobre todo, combínalos con un hobby o compromiso; pero aquí no busca un sustituto de algo que falta en la relación (p.ej. comprensión).

❖ Crea regularmente experiencias compartidas que enriquecen y traen alegría. Esto incluye momentos de relajación común y empatía interior sin palabras por el ser del otro: "¡Bien, estás aquí en mi vida!"

❖ Conviene en todos los asuntos, a menudo incluso en cosas pequeñas. Las acciones concerniendo ambos debes mantener transparentes, a menudo prepararlas y discutirlas después. Ambos se promueven mutuamente en sus competencias de vida.

❖ Enlaza, entiende y elabora la historia común de la relación con las experiencias biográficas de ambos. La historia común y los planes comunes para el futuro también forman la identidad de pareja común.

❖ Respeta que cada uno siempre tiene su propia personalidad en el devenir y el desarrollo y nunca se puede "disolver" de ninguna manera en el otro. Ambos conocen, respetan y promueven la comprensión de que hay que aprender mucho sobre la psique, el amor, los sentimientos y el sexo a lo largo de sus vidas.

❖ Promueve y aprovecha siempre la creatividad en todas las áreas, especialmente en la sexualidad. Puedes hablar de ello sin ser ridículo o avergonzado.

❖ Aprende a discutir sin tenerte en jaque o manipulando el uno al otro con mentiras de vida y juegos defensivos. Debes considerar las reglas de comunicación y aprender estrategias para la resolución de problemas.

❖ No equilibra los errores entre sí. Aprender a perdonar y reconciliarse, incluso después de una disputa más violenta, requiere el desarrollo y fortalecimiento de la capacidad de amor.

❖ Supera (aprende) las mentiras de vida mutuamente sin reproches y poner la vida psíquica superior de todos los valores externos.

¿Cuál es tu pareja en tu relación sin su vida psíquica interior?

¿Qué eres si tu pareja no ama tu vida interior?

33 principios para una relación exitosa

Una relación incluye mucho: La vida real, la vida interior, el carácter, las metas de la vida, el trabajo, el dinero, el medio ambiente y mucho más. Las capacidades de gestionar todas estas condiciones de vida y respetar ciertas reglas con la pareja son esenciales para una relación exitosa. Comenta tu situación de relación actual o experiencia en relaciones anteriores en cada punto:

1. Colaboración como algo particularmente valioso.

2. Interés mutuo por la realidad cotidiana.

3. Apertura a conflictos y superación tangible.

4. Respeto a la diferencia (carácter, género).

5. Reciprocidad (reversibilidad) e igualdad.

6. Alterna de proximidad y distancia en convivencia.

7. La biografía de ambos como parte de la autoidentidad.

8. Comprender las diferencias y las cosas en común.

9. Respetar los límites del otro y del "mundo" del otro.

10. La vida cotidiana como un espacio central conscientemente cultivado en la conversación.

11. La animación constante y la formación del amor.

12. Discusión de todas las preguntas diarias comunes.

13. No saldar mutuamente los errores.

14. Autorrealización como autodevoción.

15. La razón y la sensatez son funciones clave.

16. El erotismo y estar enamorados tienen su lugar en la normalidad de la vida cotidiana.

17. Alto grado de autogestión en ambos.

18. Se acepta momentos de sentimientos simbióticos.

19. Aceptar tensiones y riesgos.

20. Afirmación mutua y cumplimiento del deseo sexual.

21. No tomar de posesión mutuo en la totalidad del ser.

22. Seducción y lujuria como fuerzas vivificante.

23. Satisfacción sexual mutua sin restricción de autonomía.

24. Cada pocos años, una experiencia clara de la transformación de la autoidentidad.

25. Capacidad y esfuerzo para entender.

26. Trato mutuo constructivo con el niño interior.

27. Promoción mutua del sentimiento del Yo y la experiencia sexual.

28. Diseño recíproco de feminidad y masculinidad.

29. Solución conjunta de cuestiones sustantivas.

30. Elaboración parcialmente común del inconsciente (la biografía).

31. Orientación común a sueños, intuiciones y meditaciones.

32. Enriquecimiento mutuo con diseño creativo del tiempo libre.

33. La repartición de roles se conviene y se acepta.

Las reglas de oro para una colaboración constructiva

Las expectativas para una relación son altas. Por otro lado, los sufrimientos y las dificultades en muchas relaciones hablan por sí. Las personas desean armonía, amor, felicidad, ternura, alegría, cumplimiento y paz al estar juntos. Anhelar el amor, enamorarse, el erotismo y las experiencias de placer crean una multitud de ilusiones y esperanzas, casi todas se desconchan a lo largo de los años.

Ambos tienen una vida psíquica compleja. Ambos tienen una biografía con un cuño de experiencias casi infinito. La historia de vida de ambos contiene una gran cantidad de desordenado, no elaborado y atado. Ambos viven en un sistema social - su propia familia, conocidos, amigos, colegas de trabajo - en un entorno cultural particular y en su propio mundo de trabajo. Ambos tienen sus hábitos, sus modelos de acción, sus talentos, sus aversiones enfrente a cosas / personas / actitudes.

Ambos también tienen su propia relación corporal, su propia experiencia de placer, una dieta alimenticia, un estilo de ropa, hábitos especiales de movimiento, un estilo de cuidado corporal y una relación naturaleza animal. Un gran número de creencias, actitudes y pequeños valores están unidos o uno frente al otro. Los sentimientos, la psicodinámica y los biorritmos también difieren.

Por último, hay diferencias inabrogables de carácter entre hombre y mujer.

Considera las reglas de oro de la relación cooperativa:

1. La colaboración no es lo mismo que la relación, pero contiene características específicas.
2. El interés por la realidad cotidiana de ambas parejas es fundamental.
3. La apertura a la vida real de ambas parejas siempre incluye conflictos.
4. Las parejas se respetan entre sí en su diferencia (carácter, género).
5. La reversibilidad y, por lo tanto, la igualdad se consideran principios básicos.
6. La proximidad y la distancia en sucesión regular son parte de la convivencia.
7. La biografía propia y la del otro son tan importantes como la identidad.
8. El amor promueve la individuación, y por lo tanto a devenir en un ser humano individual.
9. Las parejas se comunican en sus diferencias y cosas en común.
10. La colaboración no es un estado estático, sino un proceso.
11. Las parejas respetan los límites del otro y el "mundo" del otro.

12. Las parejas saben que los límites no se pueden cruzar en ningún momento.

13. La vida cotidiana ocupa un espacio central y se "organiza" en la conversación.

14. El amor en la colaboración debe ser revivido y formado una y otra vez.

15. La colaboración regula todas las preguntas diarias comunes en la conversación.

16. El equilibrio de poder está equilibrado, que debe ser elaborado.

17. En la colaboración, los errores propios y los del otro no se salda.

18. La autorrealización (formación de la autoidentidad) implica la autodevoción.

19. La razón y la sensatez son funciones clave, pero no garantizan el amor.

20. El erotismo y estar enamorados tienen su lugar en la normalidad de la vida cotidiana.

21. Vivir una colaboración es agotador y requiere un alto nivel de autogestión.

22. Los momentos de sentimientos simbióticos pueden tener espacio en la autonomía clara.

23. El amor cooperativo no está exento de tensiones y riesgos.

24. Las parejas no se "poseen" el uno al otro en la totalidad de su ser.

25. La seducción y el placer son fuerzas dinámicas tanto como la objetividad.

26. La interdependencia mutua de la satisfacción sexual no va en contra de la autonomía.

27. La capacidad de amar incluye la capacidad de entender, lo que es agotador.

28. Las parejas pueden tratar con su propio niño interior y el del otro.

29. El desarrollo de identidad paralelo está en dinámica recíproca.

30. Ambas parejas saben que cada pocos años la autoidentidad experimenta transformaciones.

31. En la colaboración, se promueve el sentimiento del Yo y la experiencia sexual.

32. Las parejas se realizan mutuamente su feminidad y masculinidad.

33. Ambas parejas también son un "equipo" en la solución de problemas sustantivos.

34. La elaboración del inconsciente (biografía) es en parte una obra conjunta.

35. Las parejas se orientan juntos en sus sueños y meditaciones.

36. Las parejas se enriquecen mutuamente con el diseño creativo de su tiempo libre.

37. En la colaboración, se puede aceptar una repartición de roles.

20 mejores consejos para una relación fuerte

Hay muchos principios de abordar disputas y conflictos en una relación de amor. Algunas sugerencias:

1. Cada uno practica a su manera el autoconocimiento y la individuación continuamente, sistemáticamente y a fondo.

2. Esfuerzo constante por entenderte a ti mismo y al otro, requiere la capacidad de comunicarse, escuchar y hablar.

3. Ocúpate seriamente con tus propios sueños. Ambos se animan en éste esfuerzo. Porque la fuerza que crea los sueños, el espíritu, ya sabe lo que debe decir a cada uno todos los días, para que la relación pueda crecer constructivamente.

4. Aceptar y afirmar la complejidad de la psique, presupone que ambos también adquieran conocimientos prácticos y, si es necesario, asistan a cursos.

5. Buscar constantemente al otro de nuevo, explicarse y aceptar al otro en el desarrollo permanente de su ser humano evolutivo.

6. Promoverse el uno al otro en el desarrollo universal de la hombría o la feminidad, teniendo en cuenta las imágenes interiores del sexo opuesto, llamadas anima u animus, que también deben ser formadas.

7. Elabora los valores básicos juntos en la conversación, aclara las actitudes y creencias y, si es necesario, revísalos o coordinarlos.

8. Entiende la autogestión como un asunto de pareja, es decir, elabora juntos reglas para la convivencia concreta: Orden, puntualidad, trabajo doméstico, áreas de responsabilidad, tiempos para la conversación seria y relajación, listas para compras, tiempo libre y planes de vacaciones, etc.

9. Crea un hogar donde ambos se sientan cómodos y tengan su "esquina" para leer, libros, papeleo, documentos administrativos, etc.

10. Percátate o bien diferencia a fondo en la conversación la identidad propia en la relación con la pareja (el sexo opuesto).

11. En el tiempo libre, también mantiene contactos externos y sobre todo combínalos con un hobby o compromiso; pero aquí no busca un sustituto de algo que falta en la relación.

12. Crea regularmente experiencias compartidas que traigan alegría. Esto incluye momentos de estar relajados juntos y la empatía interior sin palabras en el ser del otro: "¡Hermoso, estás aquí en mi vida!"

13. Conviene todos los asuntos, incluyendo cosas pequeñas. Las acciones relativas a ambos deben mantenerse transparentes, a menudo preparadas y discutidas después. Ambos se promueven mutuamente en las habilidades de vida.

14. Vincula, entiende y procesa la historia común de la relación con las experiencias biográficas de ambos. La historia común y los planes comunes para el futuro también forman la identidad de pareja común.

15. Respeta que cada uno siempre tiene su propia personalidad en el devenir y el desarrollo y nunca puede "disolver" de ninguna manera en el otro. Ambos conocen, respetan y promueven la comprensión de que hay que aprender mucho sobre la psique, el amor, los sentimientos y el sexo a lo largo de sus vidas.

16. Promueve y utiliza siempre la creatividad en todas las áreas, especialmente en la sexualidad. Puedes hablar de esto sin ser ridículo o avergonzado.

17. Aprende a discutir sin mantenerte a raya o manipular el uno al otro con mentiras de vida y juegos defensivos, observando las reglas de comunicación y aprendiendo estrategias para la resolución de problemas.

18. No equilibra los errores mutuamente. Aprender a perdonar y reconciliarte, incluso después de la disputa más violenta, requiere desarrollo y fortalecimiento de la capacidad de amor.

19. Supera (aprende) las mentiras de vida sin reproches y pon la vida psíquica más alta que todos los valores externos. Después de todo: ¿Qué es el tú en una relación sin la vida psíquica?

20. Elige a tu pareja por la vida sabiamente. Porque el matrimonio también significa superar la existencia en la tierra juntos y aprovecharlo al máximo.

Satisface tu deseo de sexo y ternura

Hacer el amor es un encuentro humano. El sexo da fuerza, esperanza y nuevo placer de vida. El buen sexo hace positivo, pacífico y feliz; también fortalece la autoestima y la autoconfianza. Hacer el amor también significa aprender sobre la individualidad y la manera de expresarse de la pareja, aprender sobre lo que a ambos le gusta y no le gusta, aprender sobre la ternura con toda su diversidad. El encuentro sexual con mucha ternura es un lenguaje de amor hermoso. ¡El encuentro sexual es un don humano maravilloso!

Hay muchas prácticas sexuales. Pero el objetivo no puede ser hacer acrobacias con deseo o tener que probar lo más inusual. Sin embargo, una cierta variedad es ciertamente necesaria. Durante años, sólo jugar el mismo modelo, mata a todo lo erótico, parece aburrido y aplana el placer y la alegría. Así el sexo no puede mantener joven. El interés y la curiosidad son fuerzas motrices valiosas para experimentar a sí mismo y a su pareja una y otra vez.

❖ Todas las experiencias pasadas permanecen en la memoria e influyen inconscientemente nuestra vida actual. Atan, cautivan y perturban.

❖ El descubrimiento creativo y lúdico y el diseño de la experiencia sexual crean alegría. El sexo y el placer sexual tienen mucho que ver con el amor.

❖ La sexualidad es siempre una autoexpresión de la persona. Vivir sexualidad refleja a todo el ser humano.

❖ Expresar ternura siempre contiene un mensaje. Ser íntimo puede transmitir algo muy vívido: "Quiero que te sientas seguro conmigo", o "Te acepto como eres".

❖ La ternura es mucho más que una unidad de caricias delicadas. La ternura íntima quiere dar más placer y recibir con el mensaje: "Te amo".

❖ Cada experiencia sensual llega a todo el ser humano, es una experiencia del ser y de la naturaleza, pero nunca "sólo sexo" como de costumbre.

❖ Esto requiere concentración y devoción, comprender de las reacciones físicas y mímicas de la pareja, incluyendo sus propios motivos.

❖ Descubrirse y experimentarse el uno al otro de una manera lúdica crea una alegría de vida.

Las parejas que se aman, deben dar muchos signos de amor todos los días en la situación de la relación real, p.ej.:

❖ Un pequeño beso, caricia delicada, palabra querida, a menudo un pequeño regalo

❖ Un sentimiento verbal de atención, incluso en momentos sin importancia

❖ Aprecia la presencia de tu pareja con una sonrisa

❖ Muestra interés en todo lo que la pareja piensa, siente y desea

❖ Un pequeño soporte, aunque no sea necesario

❖ Tratar el uno al otro al cuerpo de rey con todo tipo de dar

❖ Expresa respeto, comprensión y colaboración

❖ Responde a los deseos y apetencias de la pareja tan a menudo como sea posible

❖ Crea pequeños momentos para nuevas experiencias

Nuestro alma necesita muchos signos pequeños del amor: Dar y recibir. Una relación sin muchos pequeños signos de amor muere desde dentro.

La mente y el alma se vuelven muy rígidas si la necesidad sexual de ambas parejas no es satisfecha suficientemente. El cuerpo puede enfermarse rápidamente si la persona suprime su deseo sexual. Quién quiere sexo sólo una o dos veces por semana, y siempre con juego previo romántico o completamente sin romance, entonces las expresiones de amor son muy mínimas.

A veces un masaje erótico o un amor suave ayuda a dormirse, a calmarse, a encontrar la paz, a relajarse, a reconciliarse, a liberarse de pensamientos perturbadores, a encontrar distancia a asuntos de la vida diaria, a sacar fuerza, a estar motivado, a conseguir un nuevo impulso para lo cotidiano, etc. Y: ¡El sexo aburrido mata al amor!

En una relación de vida, hay muchos momentos en que uno u otro o ambos tienen un deseo de sexo, tal como viene. ¡La fuente es siempre el AMOR!

Aumenta el placer sexual

Entiende el encuentro sexual como una variedad de factores humanos entre hombres y mujeres:

1. Muchas personas confunden el deseo sexual a con amor; piensan que se ama, si se quiere poseerse físicamente.

2. La atracción sexual a veces crea la ilusión de unión en este momento, pero sin amor ambos permanecen distanciados.

3. La ternura es la expresión directa de la caridad.

4. El amor y el erotismo crean juntos que ambos se aman y experimentan a sí mismos y al otro desde la esencia de su ser.

5. Amar a otra persona es una decisión y una promesa.

6. La concepción de una relación de amor o matrimonio, que se puede resolver fácilmente si no se tiene éxito con esta, es tan equivocada como la idea de que esta conexión no se debe resolver de ninguna circunstancia.

7. Las personas que se encuentran con placer y amor se reconocen como hombre y como mujer; y fortalecen la identidad sexual del mutuamente.

8. En la sexualidad, hombres y mujeres se reúnen con el cuerpo y al mismo tiempo experimentan cercanía psicológica y seguridad. Viven en ella la veracidad.

9. La felicidad también tiene que ver con la participación llena de ganas y amorosa en otras personas, y siempre incluye la renuncia.

10. Para la mayoría de las personas, el amor sigue siendo el centro de su proyecto de vida. La sexualidad es una expresión biológica del amor.

11. Se puede separar la parte espiritual de la vida de la parte física sólo a riesgo de destruir la unidad y la integridad de todo el ser humano.

12. Muchas mujeres rechazan conscientemente o inconscientemente su naturaleza sexual porque piensan que se cargan a una actitud sumisa.

13. Ninguna mujer quiere sentirse como un objeto sexual.

14. La búsqueda del placer es una expresión de la vitalidad de un organismo.

15. La excitación es un fenómeno energético, al igual el instinto sexual.

16. El amor y la sexualidad son un todo. Dan sentido a la vida y proporcionan las motivaciones de placer más fuertes.

17. La capacidad de conseguir satisfacción sexual es el señal distintivo de la personalidad madura, integrada y real.

18. Desde el nacimiento, nada es más interesante para cada niño que el sexo.

19. Desde la primera hora de la vida, los bebés pueden sentir placer sensual, no sólo por sus genitales, sino también con ellos.

20. La manera en que se trata la sexualidad a lo largo de la infancia tiene una influencia decisiva en la vida posterior como adulto.

21. La vida real, las amistades de los jóvenes, la interacción de los padres entre sí, su relación con sus hijos, el ambiente emocional en la familia tiene más peso en el comportamiento sexual de lo que los adolescentes ven en cualquier pantalla sobre la sexualidad.

22. También hay una manera de amor que poco a poco emerge del erotismo y de la amistad. Un amor que no se manifiesta como una explosión inmediata única entre dos incógnitas, pero en la que dos personas se encuentran por primera vez en el terreno sensible de apreciación mutua y confidencialidad.

23. La representación idealizada del amor en los medios de comunicación no prepara a las parejas a tratar con las decepciones, frustraciones y fricciones.

24. Cruciales para una relación feliz son: Compromiso, sensibilidad, generosidad, consideración, lealtad, confiabilidad, responsabilidad.

25. El cambio de rol, el estrés en el lugar de trabajo, los problemas de salud y el abuso de drogas estimulantes dificultan la necesidad sexual.

Los aspectos psíquicos influyen enormemente la necesidad de la sexualidad: Duda de sí mismo, sentimientos de inferioridad, ideales falsos, miedo sexual al rendimiento, problemas interpersonales, las diferentes preferencias sobre el "dónde", "cómo", "cuánto tiempo" y "con qué frecuencia".

¡El autoamor te hace capaz de amar!

Honra el pacto del matrimonio

"Matrimonio" es un término que esencialmente significa: El hombre y la mujer van juntos por el proceso de crecimiento psíquico y espiritual, para que ambos se conviertan en una integridad equilibrada del arquetipo masculino y femenino.

Un hombre se convierte en hombre y una mujer se convierte en mujer por la promoción mutua y la participación en este proceso psíquico y espiritual. Hacer el amor es también una expresión simbólica de este sentido.

"Matrimonio" desde este punto de vista psíquico-espiritual se centra en estos procesos internos. "Matrimonio" tiene un sentido arquetípico: ¡Inexpugnable! El término "matrimonio" tiene su legitimidad sólo en este aspecto para la celebración ritual y la realización en la vida.

El matrimonio, por su propio sentido psíquico-espiritual genuino, significa el proceso de crecimiento con y en el sexo opuesto — necesariamente con el sexo biológico y psicológico.

> El término "matrimonio" es un arquetipo eterno de la unión de la masculinidad y la feminidad entre el hombre y la mujer.

Por eso el matrimonio no es simplemente una convivencia, donde cada uno también representa sus propios intereses. El matrimonio no es sólo la realización del amor y la satisfacción sexual. El sentido incluye mucho más que un espacio humano y legal para procrear y educar a los niños. El matrimonio es más que un dominio común de la vida.

Hay muchas razones para el fracaso, p.ej.:

- Incapaz de mostrar los propios sentimientos; incapaz de resolver problemas.

- Incapaz de argumentar y disputar constructivamente.

- La motivación para casarse era alejarse del miedo a estar solo.

- Un conflicto de expectativas de papel mutuas, p.ej.: Cuidar.

- Incapaz de escuchar y hablar (falta de habilidades de comunicación).

- Falta de autoamor y por lo tanto incapacidad de amar a la pareja.

- La ilusión de que el matrimonio - relación- funciona por sí mismo.

- Incapaz de realizarse desde el interior (autorrealización).

- Ser víctima y actor de mentiras de vida e ilusiones de nuestro zeitgeist.

- Los cambios profesionales y económicos forman carácter e intereses.

- Infidelidad como resultado de estancamiento o relación superficial.

- Una crisis de vida personal que la persona no quiere superar.

- Un desarrollo de carácter crítico y obstructivo de una pareja.

- Incapacidad de vivir el sexo, de tratar con conflictos correspondientes.
- Uno huye de sí mismo y de la responsabilidad.
- Circunstancias de vida pueden destruir el amor y la relación.
- Otras personas destruyen el amor entre dos personas.

¡Aprende a evitar tales riesgos de fracaso! ¡Aprende a vivir el amor y la relación! Comprende la importancia esencial del matrimonio y aprende todo lo que sea necesario y útil para tener éxito por toda la vida. El matrimonio debe ser protegido; debe ser desarrollado en todas sus capacidades de ambas parejas. Crear una vida cooperativa fortalece el matrimonio.

El matrimonio gay:

El "matrimonio" homosexual no tiene nada en común con el sentido arquetípico del término (arquetipo) "matrimonio". El término "matrimonio" no está justificado por ningún argumento y, con su sentido arquetípico, nunca se legitima para ser utilizado en el contexto homosexual. ¡Eso es una tontería! ¡Esto es abuso y profanación del arquetipo eterno "matrimonio"!

Hay claras explicaciones psicoanalíticas de la homosexualidad, que indican que es causada por conflictos de impulso inconscientes, creados por experiencias con la relación padre y madre (excepto en casos definitivamente fisiológicos). Desafortunadamente, estas personas no quieren ver su propia realidad interior verdadera. Las consecuencias de hoy son: En su conflicto neurótico, avergüenzan el arquetipo del matrimonio reclamándolo por su relación homosexual. Su demanda es como un dogma y fundamentalista en este sentido. Ciertamente pueden recibir su derecho al nivel de regulación legal, pero nunca profanando el arquetipo de "matrimonio". Una tal legislación puede, al mismo tiempo, regular la coexistencia de hermanos, hermanas, personas mayores y cualquier tipo de parejas que deseen vivir juntos bajo una protección jurídica especial y bajo derechos especiales.

Gestión de familia eficiente

Hoy observamos muchas formas diferentes de familia y muchas maneras de vida familiar. Una familia es una institución social. Si hablamos de gestión de familia, primero debemos enfatizar: Una familia comienza con amor, un hombre y una mujer se aman y quieren tener un hijo. El núcleo más esencial y más profundo de la gestión de familia es el AMOR! El amor entre hombre y mujer, entre padres e hijo/hijos. El amor sin inteligencia, sin conocimientos y habilidades debe fallar. La gestión consiste en habilidades varias. En la gestión de familia, el amor liga todo.

La gestión de familia también es fundamental para el anhelo humano de tener un hogar con una pareja, de crecer con la pareja y los niños. El amor siempre incluye: Dar aprecio, mostrar afecto y animarse el uno al otro. El amor acepta las diferencias entre las personas a lo largo de la vida, porque todos los miembros de la familia crecen. Los valores espirituales, generalmente humanos y la fe (confianza) ligan a una familia. Todos los miembros de una familia quieren ser amados y estimados. Respuesta positiva, estímulo y signos de afecto crean un "espíritu familiar" todos los días.

La vida familiar debe organizarse: Cada miembro tiene su "lugar" y todos los miembros tienen que contribuir a una buena convivencia. Las tareas principales son: Ir de compras, limpiar, cocinar, lavar, llevar a los niños de aquí a allí y de vuelta (escuela, amigos). Una familia también debe relajarse juntos, divertirse y experimentar el mundo (por ejemplo: vacaciones, ocio).

Una familia que funciona bien toma tiempo para hablar y escuchar, compartir las tareas domésticas diarias y tomar decisiones juntos, especialmente para aclarar incidentes críticos en la vida cotidiana. Cada miembro de familia quiere contar lo que ha sucedido a lo largo del día y también escuchar con interés lo que otros tienen que decir. Cada miembro de familia es original a su manera. Todos los miembros se permiten mutuamente estar entusiasmados de intereses. Mostrar respeto y practicar tolerancia es una regla simple pero efectiva. El tiempo familiar también crea un sentido de pertenencia donde todos los miembros comparten ideas, pensamientos y experiencias.

Todos los miembros de la familia quieren un hogar organizado y predecible. Las tareas domésticas diarias se comparten entre el padre y la madre, y los niños contribuyen a esto dependiendo de su edad. Los niños quieren y necesitan opinar en asuntos familiares. La manera correcta de comunicarse crea una relación muy especial entre los miembros de familia. La confianza y la intimidad son vitales. Una familia que funciona bien resiste a golpes y crisis con actitudes constructivas y valores comunes. Todos los miembros cooperan juntos en los desafíos.

Las rutinas son las actividades planificadas y repetitivas que permiten un buen funcionamiento de la vida familiar. La rutina proporciona seguridad y estabilidad. La rutina incluye cosas que se hace en ciertos momentos: Horas de comidas, horas de ir a dormir, compras, limpieza y lavado, "tiempos de juego" regulares, higiene diaria de todos, contar historias antes de dormirse, dividir las tareas domésticas, cubrir la mesa, lavar los platos, pasatiempos y actividades deportivas, y también la manera de decir adiós, etc. La rutina ayuda a cada uno a organizarse y tener menos estrés. La rutina promueve el trabajo en equipo porque cada miembro asume la responsabilidad. La rutina da estabilidad, seguridad interna y satisfacción.

Los rituales ayudan a los miembros de familia a saber lo que es especial de la familia, p.ej.: Navidad, fiestas de cumpleaños, eventos sociales y culturales, celebraciones religiosas, invitación de los abuelos, hornear un pastel el domingo por la mañana, celebraciones nacionales y locales. Los rituales consiguen que los miembros de familia se tomen en serio la identidad familiar y la fortalezcan, en parte también la identidad nacional. La familia también recibe así un sentimiento de su propia historia familiar con todo lo suyo. Los rituales junto con la rutina crean una cohesión familiar.

Las actividades sociales son otra parte de la vida familiar, especialmente los contactos con vecinos, amigos, amigos deportivos, compañeros de escuela, amigos de los niños, profesores y familiares. Las actividades sociales enriquecen la vida familiar y dan a cada miembro un área separada para la autoexpresión y para descubrir el mundo.

En general, hay un increíble déficit de madurez psíquico-espiritual y de cualidades de personalidad en todo el mundo. Hoy en día, las personas y por lo tanto las familias están expuestas a innumerables influencias: Medios de comunicación (radio, televisores, periódicos, revistas, películas), internet, marketing, escaparates, millones de productos, toneladas de juguetes y juegos electrónicos, teléfonos móviles en mil variantes modelo, zonas de ocio para adolescentes (pubs, discotecas), numerosos bienes de consumo, coches, accesorios, productos de moda en constante cambio, etc.

El supermercado occidental ha socavado (destruyó) todos los esfuerzos de los padres para criar bien a sus hijos. Incluso los niños pequeños son lavados de cerebro y manipulados por bienes de consumo, ropa y zapatos (marcas); y pueden divertirse tanto (entretenimiento) como quieran. La violencia entre los adolescentes e incluso los niños en la escuela y en las calles ha aumentado drásticamente. Las escuelas públicas se han convertido en fábricas de rendimiento. Los niños se ven obligados a hacer tanto como sea posible, o fracasan en la escuela y más adelante en la vida, incluso en la gestión de familia. ¿Todavía hay esperanza?

La generación joven ha perdido el menor respeto por sus padres, maestros y otras personas; también en al dinero. Más adelante en la vida, cuando estos jóvenes se casen y tengan hijos, ya no tendrán idea de las recetas de la abuela; y ni siquiera pueden cocinar una comida sencilla. No tienen concepción cómo manejar una vida familiar y cómo criar a los hijos. ¿Cómo pudieron? Ni siquiera pueden manejar su propia vida interior, su relación y su vida real. Han perdido completamente el conocimiento de los valores familiares.

¡Los valores de familia están en gran peligro!

La gestión de familia fundamental se puede comparar con un negocio. Pero es mucho más que eso. Siempre tiene que ver con la inteligencia, el amor y el espíritu.

25 principios para la educación de tus hijos

Educar a un niño es una responsabilidad exigente. La capacidad de educar a los niños requiere educación. Pero la mayoría de los padres jóvenes nunca han aprendido a criar a hijos. Ciertamente, muestran a sus hijos cómo cepillarse los dientes y lavarse las manos, cómo comportarse en la mesa (cuando comen) y cómo mantener la habitación en orden.

Un padre y una madre tienen una influencia significativa en la manera en que sus hijos comunican y tratan la enorme cantidad de situaciones críticas y normales.

Un enfoque educativo importante es, dar a los niños un sentimiento de autoestima, dar afecto y apoyo, animarlos y mostrarles comprensión. ¡Elogiar promueve el aprendizaje! Los niños necesitan aprender que la rutina y los rituales son importantes. Además de otras tareas, también deben contribuir a las tareas domésticas.

Un camino de educar a los niños es hablar y escuchar. Hablar resuelve la mayoría de los problemas de la vida familiar. La comunicación es una de las herramientas más importantes para resolver problemas en la vida familiar. Obviamente, escuchar es tan importante como hablar. La comunicación degradante, las amenazas y las recriminaciones hacen el niño malo, culpable e indefenso. Criticar con las palabras correctas puede ayudar a mejorar, pero también puede paralizar el aprendizaje. La mejor manera es mostrar lo que está mal, p.ej. debido a la ineficiencia o consecuencias indeseables. A veces, sin embargo, la presión también es necesaria. Pero esto debe ser apropiado y nunca degradante. Los niños necesitan oportunidades para aprender haciendo algo. Una disputa interminable en aras de control no mejora una situación.

La rutina diaria ayuda a determinar nuestro reloj corporal y el reloj del día. Rutina ayuda a la educación en cuestión de salud (p.ej.: Cepillarse los dientes, lavarse las manos después de usar el inodoro, o cuando regresan a casa, etc.).

Hay muchas maneras de enseñar a los niños cómo tratar el dinero. Los niños necesitan aprender a usar el dinero correctamente, incluso el uso de teléfonos móviles e internet, etc.

En los países industrializados, los bebés, los niños pequeños y los adolescentes ya están expuestos a millones de productos y a una gran cantidad de oportunidades de entretenimiento. Los niños quieren tener todo lo que pueden ver con sus ojos y tocarlos a mano. Los padres saben muy bien que nadie puede tener todo, porque esto arruinaría el presupuesto. Cada uno debe trabajar para tener dinero para bienes, comida y entretenimiento. El dinero a veces también puede ser una recompensa educativa por un buen comportamiento o un rendimiento especial; pero nunca debe ser la norma.

La mejor manera de educar a los niños en un mundo de innumerables bienes y ofertas de entretenimiento es la manera en que los propios padres viven en este mundo material. Transmitir valores humanos y generalmente valores tiene "piernas cortas" si los padres no viven lo que enseñen. El comportamiento de los padres es el mejor modelo de enseñar a los niños los valores más importantes.

Los niños copian todo lo que ven en sus padres, en la televisión, en la calle, en las revistas, en otras familias, con amigos y otras personas. Los niños quieren explorar el mundo, quieren experimentar cómo es, lo que otros tienen o viven. Necesitan aprender lo dañino que puede ser algo si no eligen con una orientación de valor.

La mayoría de los adultos ha perdido la capacidad de ser fuerte. Son incapaces de vivir una disciplina equilibrada. ¿Cómo pueden ser un ideal para los niños? La educación también incluye el aprendizaje flexible de la disciplina. Cuanto más viven los padres el amor verdadero y la costumbre real, más aceptan los niños las palabras, las reglas y los valores. La disciplina estricta, el trabajo eficaz y las buenas actitudes de aprendizaje, junto con una explicación comprensiva y comprensible, deben formar parte de la educación de hijos.

Los padres tienen una responsabilidad enorme en la educación de sus hijos. Pero esta responsabilidad tiene un cierto límite. Cada niño tiene su carácter propio y siempre un cierto margen de maniobra, ya sea que acepte o rechace el camino de los padres. Cada niño también tiene su propia manera y libertad para tomar decisiones. Las influencias ambientales son tan fuertes hoy en día que los padres ya no pueden proteger a sus hijos de la manipulación y el lavado de cerebro (información, comportamiento, marketing).

Dar 25 reglas sobre la mejor manera de criar a los niños en un mundo materialista donde sólo se estima mentiras de vida, superficialidad, dinero y consumo, y donde la mayoría de las personas tienen cualidades muy bajas (personalidad) pero son aún más neuróticos (ignorando su propio mundo interior), es como construir una casa sobre arenas movedizas.

La esperanza última para los padres y las madres es:

Sólo hay una regla para una buena educación de los niños: Educarte con disciplina muy estricta, basada en el espíritu interior! Adquiere conocimiento sobre la vida interior de las personas y los niños; y aprende las habilidades adecuadas para manejarte a ti mismo y a la vida en general. Vive el camino de tu crecimiento psíquico-espiritual personal junto con tu pareja. Vive siempre el amor con inteligencia y espíritu. Es la mejor base para la educación de tus hijos. Pero tu hijo siempre tendrá la opción libre de seguir tu modelo de vida (ejemplo), corregirlo o mejorarlo, o rechazarlo parcialmente o completamente.

Capítulo 4:

Conflictos de relación

Causas principales de problemas en el amor

En cada relación donde no hay educación psíquica, temprano o tarde
habrá repeticiones de experiencias de infancia:

☐ Imitación de la madre (como mujer)

☐ Imitación del padre (como hombre)

☐ Repetición de los modelos de controversia parentales

☐ Prorrumpir de los modelos de castigo de los padres

☐ Consecuencias de la formación del superyó infantil

☐ Ligamiento a los modelos de valor familiares

☐ Repetición de modelos cotidianos típicos

☐ Imitación de modelos de lenguaje parentales

☐ Revivir ligamientos de padres infantiles

☐ Recuperar intentos de desprendimiento

☐ Tratar de satisfacer los déficits infantiles

☐ Recuperar la pubertad inacabada

☐ Temores de separación parentales

☐ Modelos de conflicto sobre el hogar

☐ Estilo de conversaciones de mesa paternales

☐ Escapar a la madre / al padre por protección

Una variedad de situaciones puede ocurrir en la vida diaria que desencadenan una disputa:

- No se expresa sus propias necesidades de forma clara y concreta, ni siquiera para actividades de ocio.

- Malentendidos (también sobre el comportamiento deseado) porque no se habla claramente.

- Ningunear algo para evitar una disputa.

- No tomar en serio sus propios sentimientos y los de la pareja.

- Estar demasiado preocupado consigo mismo, en lugar de estar presente concentradamente.

- Experimentarse importante en el estrés y prestar solo una atención reducida a la pareja.

- En momentos inapropiados y en un marco inapropiado, empezar a hablar de las cosas importantes.

- No planificar y definir lo que es importante y lo que es urgente en una etapa temprana.

- Comida y bebida, incluso televisión, por frustración o aburrimiento.

- Querer complacer al otro de una manera que realmente no se quiere.

- No admitir que se está cansado o preocupado por sí mismo.

- Comportarse agresivamente para crear distancia o desplazar algo.

- Hacerse de rogar, jugar a la persona indignada, insultada y ofendida.

- Impuntualidad que se utiliza secretamente como manipulación.

- Desorden que básicamente significa una huelga en el hogar o una protesta.

- Insatisfacción por falta de objetivos comunes de vida

- Problemas de dinero y diferencias en el trato del dinero (necesidades de consumo).

- Todas las mentiras de vida crean disputas tan pronto como uno ya no participa.

Encuentre nuevas perspectivas y nuevos actitudes:

- Hablar entre sí es un proceso de aprendizaje; p.ej. reflexionando sobre lo que se habla.

- No hay colaboración sin enfrentamientos, ocasionalmente violentos.

- Algunas disputas cubren sentimientos más profundos, p.ej. sobre el amor y la confianza.

- A veces enfrentarse arduamente a tu pareja es indispensable.

- En aumento de la duración de la relación, se experimenta más y más diferencias.

- Las disputas sobre banalidades son "normales", p.ej. orden, trabajo doméstico, cocina.

- No hay "armonía total"; es una mentira de vida.

- Quién paterna un niño debe saber que el sexo ya no es posible en ningún momento.

- Una crítica al empleo suele ser "transmitida" a casa.

➢ La frustración en al empleo se convierte rápidamente en una frustración en la relación.

➢ Los amigos "buenos" pueden fácilmente agobiar aún más las dificultades de relación.

➢ Dogmas e ideologías son "veneno" para una colaboración con individuación.

➢ A veces se debe reflejar: "¿Quiero destruir esta relación?"

La resolución de conflictos en la relación requiere la capacidad de amar, la comprensión de que el destino de una relación depende de cómo las parejas tratan la polaridad, es decir, qué espacio dan a la experiencia, el disfrute pasivo y la actividad, quién toma cuando un papel más activo y quién toma cuando un papel bastante pasivo, qué áreas de experiencia y acción son admitidas o suprimidas, etc.

El sistema de valor interior de ambas parejas está empujando cada vez más a la vida cotidiana, aunque permanece subliminal durante mucho tiempo, incluyendo ideas ideológicas, filosóficas y religiosas. Si no se puede pronunciarlas, reflejarlas y revisarlas, surgen graves tensiones y conflictos.

Realidades ocultas de una relación

Todos los hombres y mujeres tienen diferentes cualidades psicológicas en algunos aspectos: Su manera de pensar y expresar sentimientos, rasgos característicos, actitudes, valores espirituales, fiabilidad, honestidad, confianza, comportamiento moral, comunicación y comprensión, conocimiento y sabiduría sobre la vida y el amor, disposición para el amor, habilidades para una relación real (p.ej. transigir), trato de temas de vida (interpretaciones erróneas, incoherencias, etc.), expresiones de carácter múltiples y un inconsciente (a menudo lleno de conflictos inexplicados, traumas, complejos del pasado).

Todas estas realidades psicológicas funcionan como "código" en el inconsciente para encontrar pareja, vivir amor, sexo y relación. ¡En el mundo del amor hay mucha gente con cualidades muy débiles!

➤ La mayoría de la gente se conoce a un nivel de 3-5%. ¡En un nivel tan bajo, el amor y la relación nunca pueden tener un gran éxito!

➤ La mayoría de la gente quiere amor, felicidad y una vida mejor, pero no quieren aprender nada para lograrlo. ¡No hay posibilidad de éxito!

➤ Tasa de divorcio: 30-50%. Tasa de separación: 50-75%. Fracaso del amor cibernético: Hasta un 95%. ¡Mejor, primero aprender cómo tener éxito!

Las razones principales del fracaso son: Ignorancia, arrogancia, narcisismo, actitudes superficiales, terquedad, tosquedad, vanidad, pensamiento dogmático, negación de valores espirituales; demasiado centrado en la apariencia o la diversión barata; no suficientemente orientado hacia adentro; impulsado por un amor armónico ilusorio; negación de aprender sobre el amor y la vida; falta de conocimiento y capacidad para vivir una relación; traumas y conflictos del pasado inexplicados; ligamiento interior inconsciente a una ex pareja; rechazo de la importancia y el cuidado por el desarrollo personal; desinterés en la autoreflexión contemplativa; falta de comprensión y comunicación; supresión de sentimientos y deseos; rechazo de aceptar debilidades mutuas y necesidades sexuales.

Nadie es perfecto. No hay necesidad de estar libre de todo esto. Pero es absolutamente esencial tener una actitud positiva hacia el aprendizaje de todo eso, para mejorar y fortalecer lo que sea necesario, y para crecer hacia una persona equilibrada.

Estimamos que alrededor el 90% de todas las personas tienen una carga pesada en estos componentes. – Pierdes mucho tiempo e incluso un montón de dinero si estás buscando objetivos serios, pero ignoras estos hechos. Ten en cuenta estas circunstancias si deseas tener éxito en la amistad real, el amor verdadero, la relación armoniosa y una gran vida. Aprende a tratar tales tensiones y debilidades.

Cuanto mejor estas preparado cuando empiezas a buscar a una pareja para el ocio, la amistad o el amor verdadero, más tiempo, energía y dinero ahorrarás. Buscarás más eficientemente. Evitarás errores con graves consecuencias. Crearás una buena amistad, una relación real con conocimiento, habilidades, estrategia y cualidades de personalidad.

Resuelve conflictos de relación

Los conflictos de relación a menudo son causados por la vida psíquica inconsciente. Ideales, deseos, experiencias de madre y padre, miedos, normas y mucho más influyen la vida de relación. Privaciones de la infancia reclaman ser desempeñadas más tarde. Pero la pareja nunca puede llenar un agujero deficitario de la primera infancia. Si el uno no ha aprendido a reconocer y formar su propia vida psíquica, no puede reconocer la vida psíquica de su pareja y promoverla en la formación constructiva.

De esta manera, la psique causa conflictos de relación complejos. Esto es seguido por el divorcio o una relación rota por toda la vida.

El compañero generalmente también muestra sus propios aspectos de carácter, modelos de valor y actitud. Además, cada uno se identifica en el otro con sus propias imágenes ideales. La realidad se suprime hasta que finalmente se abre paso. Entonces ambos se acusan unos a otros: "Sufro porque tú...", "Me estás rechazando porque tú...", "Me estás empujando...", "Estás dominando...", "Si fueras más maduro, podríamos...", "Si no me hubiera casado contigo, sería feliz...", "Vete, no te necesito...". Ambas parejas desfiguran así la realidad verdadera. Porque en tales acusaciones el otro es a menudo lo que uno es también interiormente en su psique.

La disputa en la relación es ciertamente bastante normal. Pero una broma banal sobre comida, ropa o puntualidad puede convertirse en un conflicto serio con el tiempo. Quién no aprende a tratar constructivamente las tensiones y conflictos en la conversación sentirá la vida de relación cada vez más como una carga y se retirará interiormente. Siempre hay pequeñas cosas que son cada vez más molestas a lo largo de los años. Si se no habla de esto, algún día se convertirá en un callejón sin salida de que algunas personas ya no saben cómo salir.

Los conflictos de relación a menudo también son conflictos con sí mismo. El "mal" en el otro es a veces el propio mal no reconocido. Las imágenes de enemigo se transmiten a menudo. Las sombras oscuras propias (aspectos de personalidad) se reflejan a la pareja. Los propios super valores e ideas de perfección destruyen la relación y la pareja. Los encuentros humanos se convierten así en una mentira de vida.

La solución es clara:

- Si un hombre (una mujer) quiere entender la relación y la pareja, primero debe entenderse a sí mismo.
- Si uno reconoce su vida psíquica, puede reconocer la vida psíquica de la pareja.
- En relaciones interpersonales y en todos conflictos de relación, se refleja la autorelación.

La voluntad, la disposición y la capacidad de tratar todo tipo de asuntos y dificultades a medida que ocurren, también entendidas como una promesa por toda la vida, es mucho más importante que el "alto acuerdo" en intereses, pasatiempos, gustos y todos los maravillosos sentimientos de enamorarse.

Identifica las causas de dificultades sexuales

El placer sexual es ciertamente más aceptado hoy que hace 20 años. Muchas personas pueden vivir sensibilidad íntima, relaciones sexuales y masturbación libre de actitudes moralizantes y hostil hacia la vida. Pero más: El supermercado sexual y los servicios sexuales de todo tipo se están expandiendo a pesar del SIDA. Algunas ofertas pueden ser útiles e instructivas; muchas cosas pueden obstaculizar al hombre y a la mujer a amar profundamente la sexualidad. En lo sexual, todo está permitido, algunos afirman; otros experimentan sexualidad con vulnerabilidad, con la sensibilidad más íntima, con valores y límites. La reproducción es un aspecto. La experiencia de sí mismo, el placer y la relajación, así como la experiencia íntima de la pareja del sexo opuesto permiten una donación a la vida enriquecedora profunda.

El consumo y el "amor libre" parecen querer empujar todos los límites, una reacción a siglos de hostilidad sexual cristiana! Mientras que en el pasado el placer sexual estaba cargado de culpa y vergüenza, hoy el disfrute del placer está en la expansión desenfrenada. ¿Es eso "malo"? El hombre se satisface con la comida, bebidas de todo tipo, chocolate, coches, ropa, divertimiento, un baño de burbujas relajante y con mucho más. Amplia experiencia sensual se ha convertido en un objetivo diario. Experimentar la vida corporal y la sensualidad son una parte central de nuestra vida.

El hombre trae más y más en el juego sexual con su integridad psíquica-espiritual que meros placeres; mucho es posible, p.ej.:

➢ Cortes o bloqueos inconscientes

➢ Preocupaciones cotidianas

➢ Control del Yo y compulsión de agarrar

➢ Expectativas románticas

➢ Autoafirmación / autonegación física

➢ Inhibición de los movimientos físicos

➢ Experiencias previas con hombres / mujeres

➢ Control parental inconsciente

➢ Máscaras ensayadas (p.ej. para complacer)

➢ Autoexpresión frenada

➢ Esperanza de vida / expectativas de pareja

➢ Defensa contra los sentimientos

➢ Experiencias o déficits de amor

➢ Sexualidad no desarrollada

En cuanto a la biografía sexual, podemos formular algunas preguntas para la autoreflexión:

1. ¿Qué parejas fueron particularmente influyentes en mi vida?

2. ¿Qué aprendí de mis ex parejas?

3. ¿Qué experiencias aún están en la memoria embarazosa / desagradable?

4. ¿Qué conflictos he tenido en relaciones anteriores?

5. ¿Cómo surgieron las separaciones?

6. ¿Cómo aprendieron mis padres a verme como hombre / mujer?

7. ¿Qué aspectos masculinos / femeninos gustaban especialmente a mis padres?

8. ¿Cómo me educan sexualmente?

9. ¿Cómo "he enterado" la sexualidad de mis padres?

10. ¿Cómo actúan mis primeras experiencias sexuales en la memoria?

11. ¿Cuáles fueron las actitudes de mis padres hacia el sexo prematrimonial / extramatrimonial?

12. ¿Qué es lo que siempre me ha gustado de mis parejas?

13. ¿Qué experimento en la retrospectiva general de mi vida "de sexo opuesto"?

14. ¿Cómo reaccioné a tener hijos y anticonceptivos en el pasado?

15. ¿Cómo experimenté celos (de mi ex pareja / pareja actual)?

16. ¿Cómo experimenté celos en mí mismo?

17. ¿Qué me ha herido más en la actividad sexual y la experiencia?

18. ¿Cómo experimenté el derrame seminal de líquido / eyaculatorio?

19. ¿Qué significó para mí la lealtad y el "ser para tu pareja incluso en tiempos difíciles"?

20. ¿Qué me gusta especialmente de los cuerpos femeninos / masculinos?

21. ¿Cómo experimenté la menstruación (como mujer) (como hombre: pensé / sentí al respecto)?

22. ¿De qué nunca me atreví a hablar con mi pareja?

23. ¿Qué esperaban mis parejas de mí?

24. ¿Cómo he discutido conflictos con mis parejas respectivas?

25. ¿Qué actitudes, mandamientos y prohibiciones acerca de la sexualidad he experimentado?

26. ¿Qué sentimientos y maneras de experiencia tuve para la masturbación?

27. ¿Cuál fue una de las experiencias sexuales más bellas de mi vida?

28. Con el aborto anterior: ¿Cómo me reconcilié con él?

29. ¿Qué prejuicios sexuales tenía hacia las mujeres / hombres?

30. ¿Cuál era (es) la imagen ideal física de la pareja del sexo opuesto?

31. ¿Cuáles fueron las experiencias sexuales más embarazosas?

32. ¿Qué cualidades quería de mis parejas?

33. ¿Cuáles fueron las experiencias no sexuales más bellas con parejas anteriores?

34. ¿Cómo me experimenté físicamente en mi juventud / adolescencia?

Soluciones para una relación sin sexo

La falta de deseo sexual puede tener raíces diferentes. Aquí está una lista de verificación que hace posible identificar tales raíces:

1. La pareja (novio, marido) es bastante gruesa, incapaz de crear momentos románticos, no muy tierno, por lo general con prisa por tener coito. Con el tiempo, una mujer se aburre y se experimenta como un juguete para el hombre.

2. El amigo (esposo) tiene un rechazo inconsciente a aceptar el cuerpo femenino y a responder positivamente al deseo sexual de la mujer. Como resultado de la educación religiosa, el hombre asocia a la mujer sexualmente activa con "prostituta".

3. La pareja rechaza el deseo sexual de la mujer; incluso tiene miedo del orgasmo femenino. Todavía está atado a la madre y obliga a su esposa a convertirse en una mujer con "actitudes de Mami".

4. El amigo (esposo) puede tener una capacidad reducida para sentir, para mostrar sentimientos y para hablar de sus sentimientos, sus deseos sexuales ("Quiero sexo en este momento") y fantasías.

5. La mujer ha tenido una educación religiosa que rechaza el deseo sexual y acepta a una mujer sólo en el papel de (convertirse) en madre. Inconscientemente, la mujer se experimenta como una prostituta cuando se comporta "salvajemente".

6. No hay amor mutuo en la relación. Ambos se niegan el uno al otro;

o uno de ellos niega al otro por lo que fue en el pasado (conflicto no reconciliado) o sea en el presente (preocupación inaplicada).

7. Ambas parejas realmente no entienden su propia vida interior y la de la pareja. Ambos se niegan a descubrir a sí mismos y a la vida interior de su pareja. El amor de los dos es muy superficial y no toca el alma en absoluto.

8. La mujer ha experimentado trauma sexual (abuso), tal vez en la primera infancia; o escuchó historias en su infancia sobre "hombres malos que quieren tocar allí". ¡El pasado es siempre el código del presente!

9. La mujer nunca ha aprendido a aceptar su cuerpo, a descubrirlo y a vivir su deseo sexual. La causa es la religión, que todavía devalúa la masturbación como "enferma", "sucia", "mala" o simplemente "debilidad del carácter".

10. La mujer en el papel de madre ha perdido su interés en el sexo porque está sobrecargada con los asuntos diarios de los niños y las tareas domésticas. Con el nacimiento de un niño, ha perdido su deseo sexual.

11. La biografía de la mujer está sobrecargada de conflictos, problemas y la sensación de perderse en el mundo brutal. También suele faltar la confianza en sí misma y la autoestima, compensada por actitudes tiránicas.

12. La mujer no ama a su marido o el hombre no la ama. No confía en él; incluso le teme. Es incapaz de abrirse a él y dejarlo acercarse, sólo para dejar "entrar en su cuerpo".

13. El deseo sexual es parte de la alegría de vida. Esto incluye tener el

deseo a crear una vida interesante, desarrollar los talentos y descubrir el mundo. La falta de deseo sexual es también una falta de deseo de cumplimiento personal.

14. El hombre y la mujer están expuestos a innumerables estímulos y circunstancias complejas todos los días. Se ven obligados a vivir una vida artificial y una autopresentación interpretada. Un ritmo de vida natural destruido mata el deseo sexual espontáneo.

15. La seguridad y la proximidad desempeñan un papel crucial en la calidad del placer puramente sexual. Hombres y mujeres hacen el amor de una manera bastante inconsciente, con sentimientos de culpa o vergüenza.

16. "¿Me amas?" no es sólo la pregunta preocupante de un niño. También es esencial para una mujer que pregunta a su pareja: "¿Me amas, específicamente y exclusivamente a mí?" La falta de amor ahoga el deseo sexual de la mujer.

17. El impulso sexual crea tensión energética, aumentado por pensamientos y fantasías y con irritación y contacto. El aumento de la energía sexual (llamado "libido") empuja para más experiencia de placer y "explosión". Una mujer puede tener miedo de experimentar tal "explosión" debido a la falta de confianza en sí misma.

18. Las mujeres experimentan placer sexual de manera más holística y más orientada a la relación. Los hombres están más orientados a los genitales. Ambas parejas deben aprender a encontrar un equilibrio mutuo.

19. Los hombres y las mujeres deben aprender a hablar, incluso sobre

sus fantasías sexuales super secretas; o decir: "¡Ve y ducha primero!" Cuanto más el hombre y la mujer se nieguen a hablar, mayor será el riesgo de que una mujer "se congele".

20. Conviértete en una personalidad fuerte con amor, inteligencia, espíritu, conocimiento y habilidades para la vida!

Decides sobre el divorcio (separación)

Como sabes, la tasa de divorcios en los países industrializados es muy alta. El divorcio se ha vuelto "normal", es decir, aprobado socialmente, incluso favorecido. Hay muchas razones que empujan la gente al divorcio, p.ej.:

- No se puede resolver sus propios problemas.

- No se puede discutir constructivamente.

- Se casaron por miedo a estar solos o a la soledad.

- Conflicto de expectativas de roles mutuas: Cuidar y proteger.

- No se puede ni escuchar ni explicarse (habilidad de comunicación).

- Falta de autoamor y por lo tanto también incapacidad para amar a la pareja.

- Ilusiones de que un matrimonio o la relación funciona por sí mismo.

- No ser capaz de construir la propia felicidad con el pensamiento y el "espíritu".

- Incapacidad de realizarse a sí mismo (autorrealización).

- Ser la víctima y autor de la mentira de vida y por lo tanto de las ilusiones del zeitgeist.

- Juegos: Juegos de poder, juegos de venganza, juegos de negación, juegos de escondite, etc.

- No ser capaz de mostrar los propios sentimientos; no ser capaz de manejarlos.

- Cambios profesionales y económicos que cargan el carácter.

- Infidelidad como resultado de una situación de relación estancada y superficial.

- Crisis de vida personal que la persona no puede o no quiere solucionar.

- Desarrollo de carácter dificultoso de una pareja.

- La sexualidad con todos sus conflictos no se puede ni vivir ni superar.

- El miedo a ser ridículo, vulnerable y manipulador.

Esto significa que el divorcio no resuelve realmente ninguna de estas causas. En última instancia, la persona huye de sí misma y de la autorresponsabilidad por del divorcio. Proscribe a la pareja y al mismo tiempo todo lo que incluye su incapacidad propria. Y por cierto, hay que saber que el divorcio es un gran riesgo para la salud.

En un estimado de 7 de cada 10 divorcios, una solución sería posible si ambas parejas se enfrentarían a sí misma en la formación de la personalidad e individuación. Al mismo tiempo, esto significa renunciar a la mentira de vida.

La primera regla básica para una solución constructiva es: Cada uno tiene que enfrentarse a sí mismo sin ser influenciado o abusado por el otro. Los sueños de cada uno dicen lo que tiene que hacer y cómo avanza en su autoeducación e individuación.

La segunda regla básica para una solución constructiva es: El amor exige individuación. El divorcio sólo es apropiado si uno de las dos parejas rechaza este mandamiento de amor completamente, mientras que el otro toma este camino responsablemente.

La tercera regla básica para una solución constructiva es: Una pareja debe primero seguir solo el camino de la individuación - aun el otro no quiere (todavía) - y así mostrar a su pareja que este camino es realmente una alternativa real a la mentira de vida. Debe aprender a amar, para que el otro pueda aprender esto (convenciendo de los hechos) un poco más tarde.

Si una pareja no quiere respetar estas reglas básicas y vivirlas, el divorcio generalmente surge. No se divorciar puede paralizar toda la vida abierta de una persona y definitivamente bloquear cualquier desarrollo y autocumplimiento. Las consecuencias son entonces: Carácter endurecido, huida a la religión o al alcohol, sufrimiento psíquico, trastornos psico-somáticos y enfermedades, también cáncer, y finalmente una amarga, triste tercera edad.

Decídete cuidadosamente de un aborto

Quien se enfrenta a la decisión de interrumpir un embarazo debe saber y considerar lo siguiente:

Cada mujer que aborta y no elabora esto a fondo seguirá teniendo lágrimas de sufrimiento y culpa después de diez, veinte o más años, incluso si parece haber logrado racionalizar y olvidar la "cosa" técnicamente o en la historia de la vida. El evento (aborto del embarazo) efectuado y la culpa reprimida siempre crean un destino nuevo.

Los retornos meditativos a los tiempos prenatales iluminan claramente que con la procreación un alma se une a la vez a este devenir biológico. Este alma tiene una conciencia paranormal, una percepción paranormal y una experiencia correspondiente. El alma experimenta que no está acogida y debe irse de nuevo.

Los hombres en general dejan de buen grado el problema emocional y moral del aborto a cargo de las mujeres; sin embargo, inconscientemente experimentan su corresponsabilidad hacia la vida futura, incluso si pueden desplazarla racionalmente y "fríamente". Para mantener este desplazamiento, deben volverse cada vez más rígidos en su carácter. Los hombres también pueden ser perseguidos durante décadas por la imaginación inquietante: "¿En qué hija / hijo se habría convertido?" Esta pregunta es a menudo reprimida con la agitación de la vida cotidiana. La importancia y la seriedad de este ser humano posible efectúa mucho más profundamente que cualquier desplazamiento de deseos o sentimientos.

La decisión de abortar es realmente muy difícil en términos humanos. El asesoramiento y apoyo profesionales siempre son apropiados. Después de todo, la decisión no puede ser revertida después. El niño futuro y el rechazo a aceptarlo forman a la persona.

El trato puramente técnico de esta situación de tomar de decisiones en el sentido de "Este es sólo el primer desarrollo de las células del cuerpo humano, que sólo están siendo eliminadas" hace el ser humano crudo, brutal, duro, frío y agresivo hacia todos los seres humanos sensibles.

La otra actitud, que se refiere al aborto como "asesinato", es tan inapropiada como el enfoque puramente técnico al considerar las consecuencias críticas del embarazo, p.ej.: Condiciones de vida humana y económicamente muy infelices de la mujer, disposiciones psicológicas y tal vez físicas tensas, el progenitor con las cargas más difíciles para la mujer (p.ej. violador), etc.

El alcance enorme de una decisión moral y humana debería llevar al menos a actitudes responsables de la propia práctica de sexualidad, que tienen plenamente en cuenta este riesgo. Además, un momento tan difícil en la vida es también una oportunidad fatídica para pensar profundamente en el ser humano psíquica-espiritual y en la propia vida humana, así como en la vida extranjera; una oportunidad para promover el propio ser humano evolutivo (y el propio desarrollo).

Capítulo 5:

Vive el amor con el espíritu

Vive también espiritualidad

Puedes encontrar millones de libros sobre espiritualidad y ejercicios esotéricos; la mayoría de ellos es basura para los niños y la gente ingenua. Nuestra comprensión de la espiritualidad está "en la tierra", dentro de la vida real, y aborda los aspectos reales del ser humano; y nada en el aire.

Por un lado, la espiritualidad tiene que ver con los valores humanos, ante todo con el amor y con todo lo que el amor incluye. Todos los valores humanos son de alguna manera "espirituales". El amor es una cualidad expresada en actitudes y ciertos comportamientos. La "veracidad", p.ej. es un valor espiritual y al mismo tiempo incluye ciertos modelos de comportamiento. El comportamiento que expresa los valores humanos esenciales requiere que el ser humano haga un esfuerzo moral, incluso a veces renunciando a algo. En este sentido, ciertos aspectos éticos del carácter también son "espirituales".

La "espiritualidad" como dimensión del modo de vida contrasta con la "realidad física". Todo el organismo psíquico es "espiritual" en este sentido, porque no nos referimos al cerebro, sino más aún a las fuerzas psíquicas individuales, tales como necesidades psíquicas, sueños, la fuerza del amor, conflictos suprimidos y experiencias dolorosas, etc.

Porque los mensajes de sueños son creados del espíritu interior, también entendemos la interpretación del sueño como una actividad "espiritual". Las características del espíritu interior también reflejan aspectos de la espiritualidad. Un aspecto de estas características esenciales es que esta fuerza apoya y promueve el desarrollo psíquico-espiritual; además: percatarse de los asuntos reprimidos y de crecimiento hacia una persona equilibrada universalmente. Tales cualidades son espirituales e inherentes a cada ser humano – no impuestas desde el exterior con mitos, dogmas o supersticiones. Por eso vivir la espiritualidad significa:

- ✓ Vive los valores humanos contigo mismos, con los demás, con la naturaleza, los animales, etc.
- ✓ Tiene y vive un carácter moral
- ✓ Vive el camino de los procesos psíquicos-espirituales (individuación)
- ✓ Sé responsable de la formación de las fuerzas psíquicas interiores
- ✓ Vive el amor para ti mismo, la pareja, los niños, los demás, la naturaleza, etc.
- ✓ Resuelve los conflictos reprimidos y las experiencias dolorosas
- ✓ Interpreta tus sueños y vive las consecuencias
- ✓ Practica meditación y entrenamiento mental con todas las variaciones
- ✓ Forma tu propia energía psíquica con las técnicas adecuadas
- ✓ Generalmente sé responsable de las consecuencias de tus acciones propias
- ✓ Comprende el sentido de vida en relación con el espíritu interior

El estado de la humanidad y de la tierra nos muestra que la espiritualidad de todas las religiones y todos los conceptos espirituales juntos son incapaces de crear una vida digna para la humanidad. Porque todo el mundo excluye al organismo psíquico con sus potencialidades de sus enseñanzas y prácticas.

No te dejes cegar

El hecho es que las experiencias arquetípicas en el proceso de individuación no transmiten ni "encanto", ni "éxtasis" o "bienandanza". En la escena de iluminación espiritual, transpersonal y trascendental, hay una multitud de términos huecos y pomposos: "Conciencia de todo", "esencial de la beatitud", "esencial del milagro", la "trascendencia del Yo", "santificación de la vida cotidiana", "la percepción más alta y creciente sensual". Tales términos son muy emocionales, vagos y por lo tanto peligrosos. Engañan con sus formas de superlativo. Activan las expectativas difusas. No son atados al organismo psíquico.

Dios y la espiritualidad son palabras clave ampliamente utilizadas en el esoterismo. "Maestros espirituales" hablan de "alma divina", "conciencia divina", "visiones divinas", "fusión con Dios" y "caminos a Dios". El mercado esotérico está lleno de caminos de salvación, de ejercicios para la "gran iluminación" y de "maravillosas comprensiones espirituales". "Experiencias de trascendencia" hasta lo inalcanzable atraen a personas con animó de niño. Las rutas de inauguración hasta los grados más altos se pueden comprar por curso de fin de semana. Con joyas, pirámides de pipa, piedras y esencias de todo tipo, la "maravillosa intervención de Dios" es posible. El mundo de los ángeles ayuda en todas las preocupaciones. "Los mensajeros de luz" hacen casi todo posible: Perfección, libertad perfecta, redención eterna del karma y todo tipo de bienandanza.

Los conceptos esotéricos del autoconocimiento son psicológicamente pobres, su ocupación con el inconsciente es aficionado, sus enseñanzas de sueño un juego confuso según el lema "espiritual es lo que es espiritual". Meditan la manera en que hablan: El lenguaje generalmente permite casi cualquier construcción de oración, y siempre se puede interpretar cualquier sentido de ella, lo principal es que suena "espiritual". De la misma manera, uno puede meditar: Todo se puede visualizar en la meditación, y siempre se puede decir "esta es la experiencia espiritual", incluso si todavía es absurda.

Los esotéricos y espirituales tienen consistentemente poco conocimiento profundo de la psicología profunda, excepto algunas excepciones. Tienen poca idea de todos los mecanismos de defensa y proyección, ciertamente no por sus proprios. Su introspección se detiene dónde debe comenzar: Con su propio narcisismo, con su propia neurosis, con sus imágenes románticas de Dios, con su maestro, Mesías o Cristo infantil, con su represión sexual, con su proyección de padre y de madre, con su anhelo de fusión y sus lazos de libido, con su pensamiento autocrítico deficiente.

La ilusión espiritual es: Piensan que pueden encontrar a Dios y la iluminación sin cumplimiento interior-psíquico de los procesos arquetípicos de la individuación. Quieren "salvamento" evitando sus complejos y sombras inconscientes. Separan la inseparable realidad interior-psíquica y espiritual. Niegan el espíritu interior universal como la fuerza que crea el sueño; o interpretan sus sueños según su interés.

Por lo tanto, los maestros espirituales son seductores de personas, siempre con palabras suaves, amorosas y espirituales. En última instancia, esto es todo menos de comercio, recientemente oscurecido con asuntos como "educación holística", "problemas ambientales", "vivir saludablemente", "bienestar", "programa antiestrés", etc. Y por cierto, exigen: "¡Mata tu ego!" ¡Qué deseo de asesinato! ¡Ciertamente, el ego es un problema! ¡Pero no se resuelve problemas con matar! Por lo tanto, tales doctrinas espirituales de salvación son tan peligrosas como el fundamentalismo.

Distánciate de las mentiras de vida

Algunas personas pretenden, "No tengo ningún problema." Porque no debe haber una realidad cargada de problemas. ¿Qué no debe haber en la red social de una persona? Cuanto más lejos el hombre está de las ideas deseadas de los demás, más se inclina a presentarse como es requerido. Esto se hace con ropa, bienes, coche, carrera, dinero y con la adaptación de sus actitudes propias. La realidad en la conciencia está determinada por la presión social. Así surgen las mentiras de vida. La función auxiliar de la defensa tiene mucho que hacer: Negar, torcer, cohonestar, desplazar y suprimir.

La mayoría de la gente no quiere mirar tan de cerca cómo su "Yo" maneja la vida. La tendencia hacia los intentos externos de armonización ("esto no es tan importante y no tan malo") se relaja probablemente la situación en este momento. Pero así las mentiras de vida crecen y proliferan cada vez más.

No se puede crear soluciones constructivas sobre la base de esto. Porque la realidad no percibida está aquí y actúa: Desde dentro y desde fuera, de sí mismo y de los demás. Como una inundación, la realidad no percibida inunda al individuo y al colectivo: En el sufrimiento, en los conflictos sociales, en la delincuencia, en la destrucción ambiental, en el cambio climático, en la crisis financiera mundial y en las guerras.

La mentira de vida es esencialmente una autonegación, una supresión de la vida psíquica propia y extranjera. La persona no quiere saber nada de su verdadero ser psíquico, suprime su ser interior y, en consecuencia, desplaza sus problemas verdaderos. La mentira de vida es siempre un escape de sí mismo.

La mentira de vida obliga a la persona a sufrir, a una manera de autotortura. Porque la separación de la vida interior psíquica crea tensión y siempre también conflictos neuróticos. Así, la mentira de vida lleva a un equilibrio artificial en el narcisismo, en la codicia, el consumo excesivo y el egocentrismo.

La mentira de vida es un autoengaño en que la persona ni vive sí misma y ni su camino propio. El hombre está constantemente apretado por la necesidad de ser amado, reconocido y admirado. No puede vivir de sí mismo, sino sólo por el valor que otros (y la sociedad) le dan. Vive lo que le es aparentado, nunca su autorrealización auténtica. Esto, a su vez, contiene un enorme potencial de conflicto y, en última instancia, hace la vida enormemente difícil y complicada.

Imagina tu último día: ¡Te percates plenamente de que has vivido mentiras de vida, pero nunca tu auténtico ser interior! ¿Cómo te sientes?

Ninguna veracidad sin meditación

¡Rezar es muy fácil! Pero Dios no puede hacer nada. Nosotros mismos somos responsables de encontrar el acceso trascendental adecuado y hacer lo que es eficaz y apropiado de la fuerza del espíritu interior. ¡Pero tienes que aprender a meditar adecuadamente!

Las áreas de aplicación son:

1) Descansa de la energía de vida y la relajación.

2) Psicohigiene general (p.ej. entrenamiento mental).

3) Libera de experiencias de sufrimiento no elaboradas.

4) Refleja sobre el propio modo de vida.

5) Amplia la percepción.

6) Comprende a otras personas.

7) Identifica caminos de solución de dificultades.

8) Comprende las molestias psico-somáticas.

9) Encuentra y realiza el sentido de vida.

10) Identifica tu propio lugar en la individuación.

Sin meditación, no se puede explorar profundamente el ser humano interior, ni reformarlo o comunicar con el espíritu interior. La experiencia de Dios tiene lugar por la elaboración interior de los arquetipos del alma y, por lo tanto, por la meditación.

1. Imaginación concreta: Vee situaciones de vida pasadas y presentes internamente e interpreta el mundo de imágenes psicológicamente y prácticamente.

2. Imaginación simbólica: Un árbol significa el crecimiento de vida. En la imaginación llama a un árbol para mostrarte cómo es tu propio crecimiento de vida; o: En un almacén está todo el inventario del inconsciente. La imaginación llega a realidades psíquicas; p.ej.: El árbol seco y el inventario en el almacén reflejan el estado del ser psíquico-espiritual crecido o el contenido en el inconsciente.

3. Contemplación: Vee interiormente los arquetipos del alma; p.ej. el símbolo de vida, un mándala, una pirámide, el viejo sabio (o una mujer sabia), el sol, etc. Los arquetipos del alma experimentados internamente promueven el desarrollo psíquico-espiritual.

4. Las formas mixtas son posibles en el diseño. La implementación se puede efectuar en dos variantes:

a) Meditación activa: Dirige y diseña activamente el suceso de imágenes, ya sea por ti mismo o por una persona tercera.

b) Meditación pasiva: Te entregas pasivamente al curso de imágenes y luego suspendes después de unos minutos (para evitar una inundación de imágenes).

Enfoque:

Paso 1: Siéntate o acuéstate cómodamente.

Paso 2: Establece la meta: ¿Qué quiero saber? ¿En qué quiero meditar? ¿Para qué?

Paso 3: Defina el tipo de visualización de la imagen: Concreto, simbólico, arquetípico.

Paso 4: Crea relajación y orientación interior.

Paso 5: Llama a imágenes sobre el tema por la concentración guiada.

Paso 6: Lentamente deja pasar las imágenes, al mismo tiempo date cuenta del sentido.

Paso 7: Termina después de 3 - 5 min. (quién tiene mucha experiencia: 10 min.).

Paso 8: Anota la experiencia de imágenes y los sentimientos al respecto.

Paso 9: Elabora (interpreta) las experiencias como un sueño.

Paso 10: Pone los conocimientos en el contexto de vida. Formula deducciones.

www.ingramcontent.com/pod-product-compliance
Lightning Source LLC
Chambersburg PA
CBHW061356250726

48657CB00004B/1519